李军红说 新妇科千金方

李军红——著

江西科学技术出版社

图书在版编目（CIP）数据

李军红说新妇科千金方 / 李军红著. —南昌：江西科学技术出版社，2016.8

ISBN 978-7-5390-5743-9

Ⅰ. ①李… Ⅱ. ①李… Ⅲ. ①女性—保健—基本知识 Ⅳ. ①R173

中国版本图书馆 CIP 数据核字 (2016) 第 176929 号

国际互联网（ Internet） 地址：http://www.jxkjcbs.com
选题序号 ：ZK2016175
图书代码 ：D16032-101

李军红说新妇科千金方 **李军红著**

出版发行 江西科学技术出版社
社　　址 南昌市蓼洲街 2 号附 1 号　邮编：330009　电话：0791-86623491
　　　　 传真：0791-86639342　　邮购：0791-86622945 86623491
经　　销 各地新华书店
印　　刷 北京盛通印刷股份有限公司
开　　本 700mm×980mm　1/16
印　　张 19.5
版　　次 2016 年 8 月第 1 版　2016 年 8 月第 1 次印刷
字　　数 267 千字
书　　号 ISBN 978-7-5390-5743-9
定　　价 39.80 元

赣版权登字：03-2016-252

自序

我的这本书上市5年有余，因此结识了很多女性患者。她们中的很多都成了我的忠实粉丝，大家认同书中的方法实用。当然，我长期工作在临床一线，这些方法是我的经验，也是我最擅长的。有人问，一般医生的经验都喜欢私藏，我怎么会如此无私？“先利人，后利己”是我的座右铭，为病人解除病痛，这种享受是精神上的，是文字难以表达的。我把这些看成是自己的财富，看似无形，实则仓满而溢。

有几个较特殊的例子（为保护个人隐私，只说病例，不说姓名）：一个北京通州的女患者，30来岁，得了一种常见的妇科病，治了四五年都没有治好。她患的是霉菌性阴道炎和轻度的宫颈糜烂，输液吃汤药，中、西医看了个遍，治完了复查，查完了再治。她认为自己的这个病治不好了，开始对性生活产生恐惧，甚至精神都开始有问题。我给她把病由大化小，治法简单化，只开了一瓶中药皮肤康洗液，让她用原液擦拭，并停用一切西药和栓剂，后又开了几盒中药丸，一共也就花了几十元钱，她的病就这样好了。其实这原本就是杀鸡的事，医生却给她上了牛刀，当然这牛刀也是因利益的驱使，我们专业人士称此为“过度医疗”。不知道身边的您有没有同样的经历？

还有一个大连的近60岁的阿姨，因闻父亲去世的噩耗，一着急开始尿血，结果落下病根，以至于每次着急生气就会犯病，犯病后就得去医院输液，最后对很多药产生了耐药性。这时候她找到了我，我给她用清热地黄丸和加味香连丸调治后，病很快就好了。这次同样也是给她用中成药调治，也只是区区的几盒丸药。她疑惑我开的药丸说明上都没有写可以治这种病的症状，结果药吃下去病却好了，这些是最让这个阿姨信服我的原因。

有一个刚上高一的郑州的小女孩，因为黄体酮不正常，每次来月经血都止不住，中、西医看了一年多也没有治好。妈妈带孩子来看病，起初也是抱着试试看的心理，因为实在是没有办法了，孩子因出血过多，已经严重贫血，走路都困难。我给孩子开了两味中草药，让她妈妈拿回家去炒至焦微黑时给孩子煎服，另外开了两盒丸药，总共只花了 50 元钱，孩子的病就好了。孩子高二、高三的时候都来过，是看别的小毛病，顺便也来看看我。

少花钱，把病治好，是我治病的宗旨。不是虚假，也没有必要唱什么高调，我很乐意这样为大家看病。因此我重新审视这本书稿，我要把治法写得更加详尽，更加清楚，更加实用。我会把很多很廉价甚至是被大家“遗忘”的中成药写到书里。为什么说这些药被遗忘？因为这些药利润低而被抛弃，但这是国粹，是多年临床而不衰的国粹。有人会说这些药丸安全吗？要不要医生处方？不需要，这些药丸大多是非处方药，随便都可以在药房里买到，而且很廉价。大家可以放心服用，我只是在您吃药的时候略加指点而已。

我真心希望这本书真正惠及于民。大家收获的是健康，我收获的是福报。

目录

【第一章】女人的美丽，要靠健康来雕刻

【第二章】养好血，调好气，幸福女人不生病

【第三章】预防妇科病，让女人花绚丽绽放

【第四章】1800天串起女人的一生：月经

【第五章】细心聆听身体的倾诉：白带

【第六章】从头到脚的健康护理（一）

【第七章】从头到脚的健康护理（二）

【第八章】从头到脚的健康护理（三）

【第九章】打造出水芙蓉般的靓丽容颜（一）

【第十章】打造出水芙蓉般的靓丽容颜（二）

【第十一章】 打造出水芙蓉般的靓丽容颜（三）

第　一　章

女人的美丽，要靠健康来雕刻

女性有几个特殊的生理期。青春期的女孩肾气刚刚开始充实，冲脉和任脉的功能也不十分稳定，最易月经不调。中年女性因为怀孕、生孩子、哺乳都会耗伤气血，血亏了，肝得不到充分滋养，脾气就会变大，情绪就会不稳定。中年女性最需要的是理解和沟通。老年期妇女，肾气衰，脾胃易虚，所以易多愁善感，也易厌食、食少。老年人就像秋后的草一样易枯黄，做儿女的要记得为他们充当起遮风挡雨的角色。

多想多自问，省去上医院的劳累

医生在为患者诊断的时候，经常会问这些话：今年多大了？有没有过敏史？家里有没有高血压、糖尿病之类的家族史？见到女性呕吐还会问：有没有怀孕？对哺乳期的妇女又会问：孩子有没有吃奶？是不是还在哺乳期？所有这些，都是问诊。没有哪个医生是神算，不通过问诊就能算出这些情况。

《景岳全书·传忠录·十问篇》中就有记载："右十问者，乃诊治之要领，临证之首务也。"所以说要做一个合格的医生，首先要向患者多问。多问是对患者的负责，对自己工作的热爱，切忌故弄玄虚地只把把脉，就开处方抓药。

有患者这样跟我说，他见过一位老中医，技术特别高明，看到患者什么也不用说，只把把脉，就给开药，别的医生看病至少要十几分钟，他看病一两分钟就搞定了。我只能奉送这个人一句话：天底下没有神医，只有不负责任的庸医。

其实我说这些话的意思是，自己生病的时候，不要手忙脚乱，先多问自己几个为什么。比如说头晕，先想一想自己是不是已过中年，最近吃饭是不是太咸；想一想自己的父亲是否患有高血压病而经常会引起头晕。假如是，你首先就要想想自己是不是患了高血压病。高血压病是常见病，你可以挂内科或神经内科的号。再比如，最近总是觉得很饿，吃得很多，总是口渴，小便的次数也比以前多。按常理，吃多了人会发胖，可自己吃这么多，上秤一称，体重却减了好几斤。这其实是糖尿病的危险信号，属于内分泌失调。再想想自己的家族里面是不是也曾有过糖尿病患者，比如父母兄妹这些直系亲属。如果有，一定要去医院内分泌专科检查一下，确诊一下自己到底是不是患了糖尿病。

有些病不管是不是西医所说的显性基因遗传，都需要去正规的医院进一步确诊，以免耽误病情。

多问自己几个为什么，即使到医院也不会那么盲目，也不会无端地被科室的医生支来支去。当然像这样的情况大多是患了大病，必须去医院。但也有好些病，只要多想多自问，也许自己就能解决，免去上医院的苦累。

比如说，有位女性最近总是爱出虚汗。她出汗不是像别人那样，热了才出汗，而是汗随心情而发，情绪稍有不稳就会出一身的汗，还看见谁都会觉得不顺眼，动不动就跟家人吵架。她以为自己精神上患了什么病，挂了个精神内科。医生就问了她两句话：今年多大了？刚刚 50 岁。月经正常吗？时有时无。医生说回去吧，没有什么大问题，也不用做什么检查，是到了更年期。这个时候她才如梦初醒：自己怎么就没有想到呢？

其实女性在诊病的时候，年龄是很重要的参考因素，因为女性有几个特殊的生理期。青春期的女孩肾气刚刚开始充实，还没有那么强盛，冲脉和任脉的功能也不十分稳定，最易月经不调，不是量多就是量少，或是提前或错后。中年女性因为怀孕、生孩子、哺乳都会耗伤气血，血亏了，肝得不到充分滋养，脾气就会变大，情绪就会不稳定。而这个时期的女性，不是补充营养就能满足的，真正满足她的是精神生活，她最需要的是理解和沟通。同时这个时期的妇女也最易患妇科病，如带下、月经不调等。所以说中年是女性的多事之期，又是多病之期。老年期妇女，年老肾气衰，脾胃易虚，所以易多愁善感，也最易厌食、食少。老年人就像秋后的草一样易枯黄，做儿女的要记得为他们充当起遮风挡雨的角色，多回家看看，多陪老人聊聊天，多关心老人的饮食和健康，多尽一些儿女应尽的义务。

还是那句话，自己要学会自问，问自己月经是提前了还是滞后了？带下什么颜色，有没有异味？有没有乳房胀痛？有没有两肋胀满？有没有情绪不好？患了妇科病要想一想，过去有没有做过人流手术？想一想自己的饮食嗜好，居住环境，有没有因工作调动而迁移等，这些都是身体健康不可忽视的因素。总之，生病了，要多想、多自问，这样才能给自己带来更多的健康。

女性患病很多情况是来自心理因素：她太在意老公这个身边大男孩的感受和看法，中国式的教育让她对孩子的学习一刻都不敢懈怠，回家后还得赶紧烹饪老公和孩子爱吃的四菜一汤……近几年女性的甲状腺和乳腺疾病逐年攀升，这多是因为坏情绪打乱了女性的内分泌。不是社会的节奏太快了，而是男人的分担太少了。我们都是一介凡夫俗子，没有什么高低贵贱之分，疼爱是最高贵的德行，更何况对象是自己的家人。女人的身体三分药效，七分调养，让女人充分享受眼前的生活才是良药。男人只有大度、宽容、厚爱，才对得起前世修得的夫妻一场。

舌苔白厚是胃寒，舌苔黄厚是胃热

你做过胃镜吗？做过胃镜的人说，有了第一次就不想再有第二次：很难受，吐酸水、胃灼热、呕吐、吃不下饭。难受也没办法，医生说必须做个胃镜，这是西医的一种诊断方法。

中医就没有这么麻烦，只需要伸出舌头，看看舌苔，比胃镜的效果还好。通过舌苔透视你的胃，能诊断出是湿还是热，是寒还是积，用西医的表述就是消化不良、胃炎、浅表性胃炎、萎缩性胃炎等。这就是舌诊。其实舌诊还不单单是诊断胃的问题，从舌头上还可以诊断很多疾病。当然我教大家舌诊不是要替代胃镜，而是让大家更简单、更早地发现疾病，及时有效地防治。

我们都说病从口入，吃进去的东西要经胃消化，舌苔代表的就是胃气，所以说看舌苔就能最直接地了解到胃的消化情况。从舌苔上看消化情况，先简单地说，舌苔厚的情况下，胃气就会受阻，消化就不会好；薄了就说明有胃气，消化就会正常。也就是说，舌苔只有在薄白的情况下，胃气才正常，才不会消化不良。

有很多人照镜子看自己的舌苔，他会很奇怪地问，我怎么没舌苔？如果你问他，喝酒吗？他会毫不迟疑地说，喝。过饥、过饱，喝酒、吃肉，辣、冷、热，一向都是来者不拒，你的胃气已经被自己的不良习惯驱赶得一干二净。开始的时候，会吐酸水、肚胀，这时候，吃点雷尼替丁和消食片会好一点，严重了就会胃灼热、胃痛，甚至呕吐。这个时候你再照镜子，看到的不只是没有舌苔，还会看到舌体的正中间裂开了一道沟，中医称这是伤了胃阴，也就是西医所说的胃黏膜病变引起的胃炎，甚至是胃溃疡。到了这个时候，就是服用再好的奥美拉唑，再好的促进胃黏膜再生的药，要想恢复昔日的胃，那也非一日之功。

患胃病的人最重要的是忌口，一切刺激性的食物和过饥过饱，都会摧残原本娇嫩的胃。温性的羊汤和鸡汤是胃的最爱，每天坚持喝一两次，能把它安抚下来。老向咽喉处反酸水，这是食管反流，也叫反流性食管炎。雷尼替丁和奥美拉唑是控制胃酸的老药，可以治疗这种病，但药吃久了，效果也就差了。兰索拉唑和雷贝拉唑是近几年研制的新药，是反流性食管炎、胃炎病人的福音。如果在医院做 C13 呼气试验，检测出幽门螺杆菌阳性，还要结合克拉霉素和阿莫西林，也只需吃半个月，就可消灭这些讨厌的胃病菌。这些方法都是治胃炎和食管炎最常规的方法，无论哪个医生都可以轻松搞定。我说胃是三分治，七分养，管住自己的嘴，就能养好自己的胃。

舌苔讲了这么多，不是偏离了女性的主题，而是让大家先从胃来了解病情。也就是说，男性在消化不良看到病理性舌苔的时候，可以诊断自己是胃炎的早期还是病情加重。而女性就不一样了，因为女性特殊的生理结构，在舌苔厚、吃饭没有胃口的同时，会不知不觉发现白带也增多了。

有这样的一个病例：一位女性患了带下病，怎么治都不彻底，当然她的胃口也不好。有一次看到电视上播放消食片的广告，于是一天吃了一盒消食片，第二天她发现白带奇迹般地正常了，于是又吃了两盒，原来难治的白带病，就这样轻而易举地治好了。她说这叫一举两得，我说这叫治病求源。

源，就是源头，是从源头上解决了体内的湿。女性带下多，是因为湿气重，而这个湿气就来自于脾胃，消化不好导致湿气下行至胞宫，泛滥成带下。更细一点，还可以从舌苔上分析带下是热还是寒，即舌苔厚是湿，白厚就是寒湿，黄厚就是湿热。这就是对带下更进一步进行病理分析。

我们还可以从胃的源头来确定治疗带下的药：白厚的寒湿带下可以用附子理中丸，因为附子和干姜可以驱寒；黄厚的湿热带下可以用黄连清胃丸，在祛湿的同时用黄连清热。这就是中医区别于西医的妙处，你头痛了，我偏偏给你治脚。

有的女性朋友舌苔是黑的，那是胃火炽盛的表现，也就是我们所说的胃火太大。火大了有多少水也会耗干，带下也是如此。女性在带下变少的同时，还会出现一些黑渣样的分泌物，这就是火燥伤阴液，胃内的阴液、带下的阴液，都被耗得只剩下一些枯渣。女性一旦出现了这种情况，一定要忌辛辣，忌劳累，多饮水，在水里面还可以泡一些黄连、金银花、马齿苋之类清热解毒的中药，这样可以助水灭火。

一般有经验的医生，在看舌苔的同时不会忽略舌体的颜色。不熬夜、月经正常的女性，舌苔边缘下的舌体是鲜活的红色，这是气血充足的表现，是健康色，这样的女性不会因稍微做点体力劳动而心慌气短。气血充足的活体舌和气血不足的淡白舌有根本的差异，就像一块鲜肉和一块过期肉之间的区别一样，一看便知。这样的女性不是月经少，就是经常月经迟来，往往身体偏瘦，胖也是虚胖，最易心慌气短，所以说舌体淡白的女性就一个字——亏，气血亏。气血是人体根本中的根本，这样的女性可以吃十全大补丸，需要好好地补气养血。

还有些女性的舌体看起来发青，有点像我们平时跌倒时的皮外伤，那是有瘀的舌体，说明体内有瘀。这样的女性来月经的时候，一定有血块，不单是月经有血块，乳房里也常常有肿块。月经有血块是经瘀，乳房有肿块是肝瘀，舌体都会提前告诉你。血府逐瘀和乳癖消就是专门为女性的瘀而准备的。

这只是简单的中医舌诊，也是中医深奥的“察外而知内”。大家可以通过舌诊，结合自己的生活习惯和身体其他的症状来为自己诊断，更明确、更早地“祛小病于无形，防大病于未然”。

附： 诊治口臭、口腔溃疡、便秘

口臭很烦人，牙龈肿痛、反复口腔溃疡更让人恼火，更可恨的是火向下行还会引起便秘。口臭是因为消化不良，牙龈肿痛是牙周炎，反复口腔溃疡是维生素缺乏症，便秘是肠道内菌群失调引起的，分类治疗这些病需要助消化药、消炎药、维生素类药，调解肠道内菌群的乳酸菌类药，等等。中医把这些病攥在一起，就是体内有火。如果舌苔黄厚，说明火在胃；舌苔黄厚的同时中间还伴有发黑，说明胃太盛；病入血分，清胃火的同时还需要清热凉血。

1. 口臭，伴舌苔黄厚

牛黄清胃丸，每次一丸，一天两次，连服 7 日。该药说明书上没有写治口臭，但黄厚的舌苔已表明口臭来自胃火，所以清胃火、治口臭就是寻根求源。一个治愈的酒店女领班深有感触地说中医真的很神奇，其实中医就是层窗户纸，一点就透。

2. 反复口腔溃疡，舌苔黄厚至微黑

清热地黄丸，每次两丸，一天两次，连服 15 日。清热地黄丸的功效是清热凉血，没写能治口腔溃疡，但这是因为胃火日久入血分，病入里舌苔才发黑。一个患了两年口腔溃疡的患者吃了十几日的药完全治愈，说真心话磕头谢恩的心她都有，因为口腔溃疡的痛已将她折磨得太苦。

3. 便秘，伴有舌苔黑

牛黄清胃丸，每次一丸，一天两次，饭后一小时或空腹时吃，治便秘需连服 15 日。舌苔黑是胃肠火太盛，这样会消耗肠道内的水分（津液），先是便干，长时间就是便秘。牛黄清胃丸的药性强，而且药力下行，所以通便的效果很好。

医生提醒：药是好药，对症时则更能体现其药力。现代人的生活和饮食习惯已经超出了中医知识的解读，故郑重提醒大家病好后要管住自己的嘴，让自己的身体真正无病，回归自然健康，值得我们深思。

喜脉，你我都能掌握的测孕技巧

“大夫，您给我把把脉，看看我是不是怀孕了？”

经常有女性来找我号脉测早孕。她们认为中医很神奇，甚至觉得把脉测早孕比用早孕试纸都准。把脉凭的是经验，而早孕试纸测的是孕激素。两者到底哪一个更准，我也不断地在临床中去验证。

《平人气象论》中说：“妇人手少阴脉动甚者，妊子也。”少阴脉肯定是少阴肾经脉。看过中医的人都知道医生把脉的时候，是用三个手指头放在自己手臂内侧的桡动脉上，靠肘关节最近的一个手指就是测早孕的中医把脉，也就是中医把脉寸、关、尺的尺脉中的肾脉。再有经验的中医看你是不是怀孕，也是看这个脉跳得有没有劲儿，有劲儿就是有子，没劲儿就是无子。为什么这样说呢？

妇女在没有怀孕的时候，子宫里是虚的，怀了孕的时候，里面就会是实的。胎儿的孕育需要肾中精气的滋养，生命力才会旺盛蓬勃，肾中脉气才会更有力，甚至会比平时稍快。摸这样的脉象久了，你还会有一种感觉，就是觉得脉象好像很淘气、很滑溜，这就是中医所说的滑脉。脉学中有句话说，滑脉如走盘珠，就像一个珠子，在盘子里转，既快又光滑。

一般女性的少阴肾经的尺脉相对较沉，沉用脉学中的一句话说：“水行润下脉来沉。”其实很好理解，没怀孕的时候手用力按才能找到尺脉，怀孕的时候不需用力，轻轻一按，就能很容易找到滑而有力的尺脉。如果真是出现了这种情况，月经到了该来的时候还没有来，一定要买个试纸，查一查自己是不是怀孕了。这样，中医的把脉、西医的试纸，中、西医这么巧妙结合，就能做到万无一失。

有这样一位女性，很想要孩子，偏偏在月经刚满30天的时候患了感冒。人们都说怀孕了不能乱吃药，她也怕一旦怀孕吃药会影响胎儿，于是就拿了张试纸测了下，看看到底是不是怀孕了，结果显示几乎没有，很少的一点点弱阳性。她就来找我把脉，尺脉分明就是劲而滑数，是早孕的脉象。我让她先别急着吃药，再观察几天。十来天后，她拿着刚测完的上面有两个“杠”的呈阳性的早孕试纸，兴冲冲地来找我，说幸亏没有吃药，如果吃药的话，她整个孕期都会坐立不安。

这是怀孕的脉象。我建议一些怀孕期休闲的孕妇，要学会把妊娠脉和临产脉，这样也能从中医的角度了解自己妊娠期的健康状况，快要生的时候，及时住院待产，确保母子平安。

女性在怀孕的时候，月经会停止，身体内的气血都会无私地供养腹中的胎儿，所以说一般情况下，脉都会跳得很有力，这就是气血旺盛的缘故。如果不是这种情况，在孕期出现了我们前面所说的那种“细则推筋找骨寻”的沉脉，跳得一点儿力气也没有，这种情况下，一定要定期做孕期体检，做B超检查孩子的大小、心跳、胎心等是否正常。因为这样的孕妇，肚子里的孩子最易胎萎不长，或胎动不安，易流产，甚至有孕妇因气血亏虚严重而胎死腹中。

孕妇要临产的时候，在双手中指的两边，中指关节的中节或末节也能摸到明显脉搏的跳动，正常把脉的桡动脉跳得也会异常快速。这个时候，孕妇的羊水经常也会破，宫口也会开，一定是要生了，要赶紧以最快的速度到医院待产。

妇女生完孩子以后气血和津液都会因分娩消耗很多，身体就会亏，体亏脉也会亏，按上去感觉好像有力，但稍重按下去就会觉得脉里空虚而无力，且这段时间又要哺乳，乳汁也是气血生成，所以这时期的女性身体最虚，一定要补，补自己身体的同时，增加母乳也是补小孩子。

女性在月经期的时候，可以留意一下自己的脉象。月经期的脉象和平时的脉象也不一样，平时没事的时候可以摸摸脉，行经的时候再摸，和平时对比。如果脉跳得快、很有劲，这种情况下，出现月经过多，经期延长，就一定要少吃热性食物，活动量不宜过大。这种情况还会因热导致出血过多，可以吃些云南白药的胶囊，以免经血过多伤身。如果在经期的时候反而摸不到脉象，出现月经推迟，也不是早孕，那就是虚，虚就得补，可吃益母草调经补气血。

如果学会了摸自己的脉，也就像一个老中医一样积累了临床经验，还在不经意中参悟了中医高深的脉学，受用的同时也会得到满足感。

其实喜脉的确是需要有一定造诣的老中医才能诠释，把脉多了自然就熟能生巧，但再巧也不能代替西医科技的准确率。中医在这方面的确技不如西医的高科技，关键是西医简单、直接还准确，用尿液滴在早孕试纸上，测的是尿液中人体绒毛膜促性腺激素。如果怀孕天数少，用早晨的晨尿，早孕试纸还是不能测出，你可以到医院里直接抽静脉血（不需要空腹），测血的 HCG 值，可得百分之百准确率的结果，而且医生还可以准确推算出你怀孕的天数。

经常会有女性来门诊让我把脉断一下自己是否怀孕，我会断然拒绝。你可能会觉得我是消极怠工，其实我是不愿意在这方面浪费时间。医生的职业角色就是判断、决策，像我这样的门诊全科医师接触到的病也是五花八门，门诊的医疗条件又有限，很多病全凭经验给出正确诊断，我需要把更多的时间留给更需要的病人。

妈妈体质好，孩子才健康

明代中医张景岳就有“禀赋”的说法，“禀赋”也就是我们现在所说的体质。体质受之于父母，形成于胎儿期，这就决定了刚产下来的孩子轻重不一，胖瘦不同。从远了说，因为同房时的情绪以及男女双方的身体素质不同，精子和卵子的质量不同，所以胎儿在早期成形的时候也不一样。其实“体质”和“遗传”这两个词意义雷同。孩子从婴幼儿一直到长大成人，在精神、性格、面貌方面都遗传了父母的因素，这就像我们平时说的：“哎，你看，这个女孩子，她妈妈的脾气不好，她的脾气也不怎么样；她妈妈那么胖，她自然也不会太瘦；她妈妈在年轻的时候，就体弱多病，她又是这样……”所以说，在治疗女性疾病的时候也要考虑体质的因素。

我认识一个女孩子，体质虚，从小就贫血。老人都说小孩子没有腰，可她偏偏就易腰酸腿疼，脸色什么时候看起来都不是那么红润，看一下她的下眼皮，眼睑里稀疏的毛细血管血色很淡。凭我临床上的经验，她的血色素也就是七八克，一定贫血。这样的孩子，小时候也易感冒发热，去医院看病也是常客。中医说“女子二七天癸至”，也就是说，14 岁的时候才会来月经。现在的生活条件好了，孩子的生长发育要比以前快多了，成熟得早，月经就会提前，很多女孩子十二三岁就会来月经，这也正常。可如果过了 14 岁还不来，或只来一点点就又没有了，一直等到十六七岁的时候，才慢慢转至正常，或还是月经不调，这种体质先天不足的孩子大多数不是早产，就是生下来的时候体重很轻。

看这样的妇科病，先天的因素是首选，比如说治疗月经来得晚、闭经、月经量少、多囊卵巢综合征（会在其他章节专门提到）等病，从先天不足的体质因素入手，那就是治病求本。需要家长注意的是，女孩子的青春期是子宫发育最旺盛的时期，平时孩子先天肾气就不足，如果这个时候没有及时补给，会导致女性的子宫发育不良，也会引起长期的月经不调病，甚至以后会影响到生育。所以说体质虚的女孩子在青春期一定要补肾，出现腰酸、腿沉、精神不振的情况，是肝肾阴虚，可吃六味地黄丸补肝肾阴；出现腰部酸软冷痛的情况，是气虚累及肾阳也亏，可吃金匮肾气丸。同时饮食上也要加强营养，切记不要吃生冷食物，一定要注意休息，这个时候的孩子大多在上中学，学习都很紧张，要合理安排她的作息时间。这样做是“行军抄小路”，为以后不患妇科病和生育打下基础。

有个十几岁的女孩子让家长带着来看月经病。家长说这孩子生下来七斤多，很健康，不太生病。两三岁的时候，因为喂养不当，孩子体质就慢慢地衰退了下来，胃口一直不好，13 岁刚来月经，量就很多，还总是提前。我一看，孩子的舌苔很厚重。

治这样的月经病，求根肯定是要健脾，这就是后天的脾胃不好引起脾不统血，从而引发月经提前、量多。这样的女孩子在青春期的时候，一定要关注她的脾胃。可未病先防，用归脾丸，也可用补中益气丸，提前给她补中气健脾，防止青春期发育不良以及带来的不适。

先天肾气不足的特殊体质还易引起滑胎，也就是流产和习惯性流产；在生育期的时候，还易出现头发又黄又稀，胎动不安；还易形成不孕症。因为没有肾气充足的体质，哪里来健康的肾精，哪里又能正常排卵？怀孕的妇女，要养自己，更要养胎儿。胎儿不管你虚不虚，他在肚子里该吸收就得吸收。本来就虚，原来养一个，现在要养两个，自然会更虚，会肾精不足，出现头发干枯的症状。肾气不固，胎儿就会多动不安，流产和习惯性流产也在情理之中。

先天肾不足体质的女性也最容易出现早衰的现象。中医说："女子七七，天癸竭。"也就是说，女性在七七，即 49 岁的时候，才会绝经。可因肾气的不足，卵巢的功能就会提前衰退，以至于四十五六岁，甚至是更早就绝经。所以说这样体质的女性，要想不早衰，补先天肾气就会事半功倍。

很多女性性格内向，容易忧郁，就像刚开始所说的脾气不好的遗传，其实也是体质因素所造成的。这样的女性易出现月经没有规律，这个月提前，下个月可能就靠后，月经量不是多，就是少，易患痛经，月经前还易引起会阴部疼痛，怀孕的女性还易引起子晕、子痫。这种体质的女性应对症吃些疏肝丸、龙胆泻肝丸之类的疏肝解郁的中药，在调理肝的同时，疏理情绪，治疗妇科病。

看了本书，看看自己或自己家的女孩子属于哪一种类型的体质来对号入座，对症防治，不要让特殊的体质影响到自己的同时，又影响下一代。

附：三种中成药调治体质，生出健康宝宝

1. 手脚冰凉，性冷淡，宫冷

用西医的话说，上面这些症状都可以追责于激素。雌激素、孕激素是子宫和卵巢的始作俑者，健康的时候褒义，生病的时候贬义。女性的雄性激素主要来自肾上腺。这三者相互帮扶又相互制约，控制着排卵时间、月经的多少以及带下的质和量，同时又控制着性欲的强弱。无论哪一方发脾气，女性都会生病，手脚冰凉、性冷淡、宫冷都是这些不安分的家伙在作祟，因此通过化验检查激素水平的高低，用激素治疗不孕和月经病就成了家常便饭。

很多人不愿接受激素治疗，用激素会发胖永远印在这些人的脑子里，之所以选择中医调理，是觉得中医不会有这些副作用。手脚冰凉、性冷淡

和宫冷都跟肾有关系，肾虚则四肢不温，手脚会冰凉；肾阳虚则女性宫冷、性冷淡，会致不孕。最后总结还是关乎肾阳。

参桂鹿茸丸最适合女性这种体质。看到说明书里有人参、鹿茸、阿胶、肉桂就知道是补药，可以调气血亏，治经血少、宫寒带下、性冷淡。里面的杜仲、牛膝、山茱萸每样都可以入肾，可重新唤起女性的自信。

参桂鹿茸丸为小水丸，一次吃 60 小粒，一天两次，每月连续吃两个星期，下个月经中期可再服 14 天。

2. 体瘦，月经量少，有习惯性流产史

体重轻，瘦小，脾胃的消化和吸收功能一定差。月经量少，血色淡，一定是血少，气血亏月经量就会少，颜色淡。年轻的时候气血旺盛，月经六七天才算正常，工作、家庭、生活没有节制，就会耗伤气血，月经量少就是一个信号。这种状况想怀孕，的确是件难事。如果有过流产史，更易患习惯性流产，即使怀孕，也难保得住。有人吃阿胶补血，但阿胶可不是适合每种体质的，而且吃阿胶易上火，稍过就会牙龈肿痛，口舌生疮，很多人虚不宜补。

紫河车可以解决这个问题。紫河车可以补气养血，还可以强肾精。如果买不到成药，可以自己加工成粉，装成 0.5 克一粒的胶囊，每次空腹吃 4 粒，一天两次，连服一个月，服药期间禁食辛辣和酒。如果在备孕期间，可以在排卵期吃 10 天，同样的量，同样的服法。常有人打绒促性素这种促排卵的针，我让她停用改吃紫河车，多数都能如愿。有习惯性流产的人，也可以在怀孕后，吃紫河车保胎，每个月吃十几天，一般三个月后便可以固胎、安胎。

3. 月经不调，痛经，伴有贫血

月经不调，西医说是性激素的水平不正常，但大多数不会采用这些性激素类药物来调治月经，因为这些药物的副作用很大。这个时候可以求助中医，中医调治这些看似很顽固的病，却很简单。

痛经者，经血内有块，色暗紫，有瘀是必然。内补养荣丸可散瘀止痛，因为它含有香附、川芎、益母草之类的药。月经不调和贫血都是因为虚，内补养荣丸不同于其他十全大补丸之类的药丸，补益的作用柔和，可以吃15日，大蜜丸，每次一丸，一天两次。这些温补的药性温和，不会伤胃，空腹吃效果更好。最多吃两个疗程的内补养荣丸，痛经和月经不调就会自愈。并且这种药适合多种痛经病人的体质，贫血得到改善的同时，如果在备孕阶段，你会觉得怀孕也是件自然而然的事。

肾—天癸—冲任—胞宫，一条轴决定女人的健康

我们在学习数学的时候，就学过数轴，其实人身上也有一个轴，尤其是女性的健康，就有一个轴，一个女性所专属的健康轴。这个轴就是“肾—天癸—冲任—胞宫”生殖轴，这个轴不能偏左，也不能靠右，偏了，女性就会生病，身体就不会健康。

总是爱腰痛、腿酸，医生说是肾虚，那就是轴上的肾不是偏左就是靠右，不是肾阴虚，就是肾阳虚；月经不是提前就是错后，那是天癸的盈和亏导致的月经不调症；有很多女性患带下病，白带异常多，泛滥得让人心烦，那是因为冲任不牢固，引发的“黄河决堤”；现在有很多女性结婚后，患上了不孕症，那是胞宫不孕，所以不能育“种子”……

这种种情形，都是因为“肾—天癸—冲任—胞宫”轴偏离了，不是偏左就是偏右，哪里还会健康？所以说，把这个轴重新扶正，就能找回一个既健康又活力四射的女性。

女人怕寒，不要错误地理解寒就是凉。在寒冷的冬天，裹着羽绒服都冻得瑟瑟发抖的时候，有些女性朋友还穿着超短裙和丝袜，的确很漂亮。但当你看到她来月经痛得花容失色的时候，你就会觉得她不漂亮，反而很可怜。看看她的月经里暗紫色的血块，你会发现，错误的爱美方式是会伤害自己的身体的。

热，说怕热，不如说爱热。现在很多的女性有爱吃辣味的习惯，有的

女性听说吃辣可以美容，每顿都要有辣味，于是火锅店、川菜馆就会经常光顾。等吃到一个月来了两次月经，量还很多，色淡，而且每次经期都要十几天，甚至非要吃宫血宁和云南白药胶囊等才能止住血，并由于失血过多，身体变得很虚、精神不振、少气懒言、动不动就觉得心慌气短的时候，你有没有想过是因为辛辣导致了血热，气血妄行引起的月经不调？

湿，女人易伤湿。女性本来就属阴，不像男人本来属阳，即使湿入身体，也易被化解。女性的湿多来自于肥甘厚味，肥甘厚味不易消化，肉吃了易生湿。南方的女性，因为劳作插秧，久居湿地，更易伤湿。这就是一个内湿，一个外湿，不要等到白带多了、舌苔厚重、吃饭一点胃口也没有的时候，才想到原来自己是因为伤湿，体内湿邪太重而引起的。

寒、热、湿都会直接或间接地引起女性的脏腑功能失调，气血失调，影响到“肾—天癸—冲任—胞宫”轴而产生一系列妇科疾病。

除了调理这个轴之外，情绪也是一个很关键的因素。家庭不和、脾气暴躁、生闷气、心情不好的时候，月经也不正常了，不是早就是晚，还感觉到两肋胀痛，等摸到乳房有肿块的时候，才知道害怕了，害怕是不是会恶变，会形成什么不治之症。所以女性要注意调节自己的情绪，化妆的时候，伸出舌头看看，是不是发青，舌体下面的“青筋”（毛细血管）是不是比平时更青紫，还多了很多，是不是总是感觉到嘴里苦，看到这些，才知道其实真正的苦，都是自己寻来的。女性一定要学会自我调节情绪，下了班，有了多余的时间，去打打球，健健身，乐在其中的同时，病也会不药而治。

还有劳累过度这个因素。下了班要做家务，还要照看小孩子，学龄的孩子还要辅导功课，一家老小都睡了，自己还要秉烛夜战，完成上司交给的工作……于是睡不够，吃不好，不能保证充足的睡眠和营养，内分泌也会失调，就会出现月经不调、白带异常等一系列妇科病。当然不是说这些事不要干，家庭中没有大男子主义，也没有大女子主义，可以让自己的丈夫一起干。生活本来就是两个人的事，就应互相分担一些。在分担家务的同时，夫妻还能更多地交流，促进夫妻之间的感情。

女性的体质容易走两个极端，一种是追求骨感美的女性，觉得瘦了就会很漂亮，这个不吃，那个也不用，这种女人大多会阴虚。中医有句话是“阴损及阳”，这样的女人，最易宫冷、性冷淡，也更容易患不孕症，月经不调就更不用说了。这样的女性，不要总是忌口，要选择多样去吃，丰满健康才是女性真正的美。正常的饮食其实也是在养阴壮阳，性生活和谐了，夫妻感情也会更好。内在美，才是女性真正的美。

另外一种是生育后的女性，因为孕期和哺乳期补得过剩而引起的肥胖症，由原来的体态娇小突然间就变成了母老虎，肥胖不说，身体还不健康。由于胖导致湿气重、气血亏，月经不调和妇科病也会常常光顾。因此，我劝那些哺乳期或孕期的女性，不要补得太过，只要像平时那样正常吃饭就可以了，也可以吃得少而精。一定要清楚一点，吃出来的肥胖是很难再吃回去的。

寒、湿、热，情绪，生活的劳累以及体质的因素，都会使女性的健康轴偏离健康的方向，所以一定要注意生活中的这些细节，使你的健康轴永远昂立在垂直线上。

一杯郁金水，养肝又养性

邻居大姐一家经常吵架，因为住的是楼房，我总是听得很清楚。俗语说，远亲不如近邻，听见了又不可能装聋作哑，就难免去劝架、说和。日子是“和”为贵，女性健康更是“和”为贵。

正巧周日休息在家，楼上“风暴”又起，哭闹声、摔碎东西的声音不绝于耳，因为都在气头上，我就没有马上去劝阻。正好有朋友让带了几剂疏肝理气的药，打算星期一给人家送去，念头一转，打开中药包，挑出里面的几片郁金，用开水冲泡了一杯郁金水，坐在家里静候。20 多分钟后，楼上风平浪静，我拿起这杯泡好的郁金茶上楼了。

一上楼，首先看到的是满地狼藉，我也没有问什么缘由，上前把泡好的郁金茶递了上去：“大姐，先喝杯茶，消消气。”也许是吵累了，正需要喝水，大姐也没有看是什么茶，拿到手里一股脑儿地就喝了下去，喝下去后才回过味来，看到杯里剩下的郁金，问我：“你这到底是什么茶呀，怎么这个味儿？”

我告诉她是求“和”的郁金，就这样话题转到了茶上，两个人的气就消了一半。其实两个人吵架都是因为一些家庭的琐碎事，根本就没有什么大是大非，两个人的脾气就像一团火，一点就着，吵完了两个人也都觉得后悔，可就是控制不住自己。

经了解才知道，因为经常吵架，大姐的肝不好，肝区经常疼痛。经检查，肝没有什么大问题，就是有点胆囊炎，嘴里经常发苦。医生给开了几天的消炎药和消炎利胆片，吃了会好一点，但只要一生气，准会再犯。

真是歪打正着，我告诉她，郁金对她的肝和胆都有好处，可以经常喝一点，在吵架生气后更要喝。当然最好是能不吵就不要再吵，吵完了既伤身，还要吃药，何必呢？

也许是心理的作用，大姐有一天找到我的单位，让我再给她点儿郁金，说是泡茶喝，她说这药管事，能治她的病。我让她吐出舌头，舌尖红，舌体发青，舌下的脉络（毛细血管）青紫也很重，经常嘴里发苦，的确有用药的必要，就给她拿了 50 克的郁金，并告诉她，每次只用五六克，开水冲泡服。

郁金真的就可以讲“和”吗？其实，郁金是一味可以行气解郁的药，气和郁，行和解，作用在肝上，用了归肝经的郁金，自然会舒服多了。郁金可以活血止痛，可以清心凉血，还可以利胆退黄，治疗黄疸。饮郁金茶，舌体由发青变得红润，说明瘀祛肝自安，能缓解肋部的胀满、疼痛，也说明郁金有很好的疏肝止痛的作用。舌尖红得像草莓，说明心火盛，郁金也可以清心火、凉血。《本草经疏》中称郁金为“血分之气药”，说得非常恰当，调理女性的气和血本来很重要，那用郁金疏肝气就更为重要。

说来也很奇怪，自从那一次之后，很少再听见楼上吵架，偶尔听到几声，也是只打雷不下雨，很快就会没事。有一次，和大姐一家在楼下乘凉相遇，开玩笑似的问起缘由。大哥说，你给的茶好，让她脾气变得好多了，脾气好多了，胆囊炎也没有再犯。到医院里复查，医生说她的胆囊炎好了。就诊时医生看到她的谈吐和举止，还夸赞了她一番。

郁金的确能治胆囊炎，因为其有利胆的作用，可以促进胆汁的排泄和分泌，抑制胆囊中多种微生物，所以说郁金对胆囊炎引起的胆道不利，效果的确不错。但需要注意一点，如果想要小孩子，准备怀孕的妇女，就不能把郁金当茶喝。

这只是一个小小的例子。人都说“家和万事兴”，对女性更恰当地来说是“家和病少生”，可见“和”对女性有多重要。不但是因为肝气不疏会导致肝胆病、乳腺病，还会因为肝的疏泄功能失常，引起月经不调、内分泌失调、痛经等更多的妇科病症，所以女性应该自调，求“和”才能保证身体的安康。如果实在忍不住吵架了，患了大姐这样的病症，也可以泡点郁金饮茶来和解、疏散肝内的郁气，防病于未然。

附 :加味左金丸，调肝治肝良药

无独有偶，有位病患是50多岁的大姐，家财万贯，钱多了烦心事也多。她患有肝囊肿、良性肿瘤，医生说不要生气，要常吃护肝片，定期检查。不让生气就能不生气吗？事逼到那份上了，气不生还不行，每次稍有动气，肋部就会胀痛，护肝片吃多了好像麻痹了一样，根本不管事，我让她吃加味左金丸。

加味左金丸药性强于单味药郁金，这位大姐说很神奇，药吃下去两次，肋就不胀痛了。本来她的胃就不好，生完气后，胃也会痛，还想呕吐，没有一点食欲，但吃完加味左金丸，这些症状全没有了，胃口一点也不受影响。于是她一下子买了十盒，以备不时之需。

加味左金丸用法，一次一袋，一天两次，饭后半小时服用，连服十五日为一个疗程；有肝囊肿（良性肿瘤）者，也可以佐以医生开的处方药，连服三到四个疗程。好药会用效果说话，无须多说。跟这些药刚开始只是普通朋友，用多了就成了知己，知我心，知病人心。

女贞子，不会上火的滋阴药

经常在门诊听到一些中老年女性讲自己的养生秘诀，其实她们所说的秘诀就是吃一些保健品，如松花粉、蜂胶、蜂王浆、葡萄籽和蛋白粉等。为了不让自己变成黄脸婆，她们可以不惜血本花钱买回来吃，觉得这就是自己的长生药，吃这个就能皮肤好，老得慢。

“大夫，我怎么这么大年纪还长青春痘？”

“大夫，我最近怎么老是恶心，想吐，没胃口，心烦，觉也睡不好？”

……

当我追问起病因，她们都会如实招来，这都是吃保健品吃出来的问题。

保健品也是药，也具药性，而且大多数保健品都是温性，药性偏补。更有一些不法商贩，在里面加入了激素的成分，刚开始吃的时候，你会感觉很好，皮肤也很快会光滑，胃口也好，还总觉得饿，这都是激素起的作用。于是，不知情的你接着吃下去，虽然胳膊、腿还那么细，但脸、胸前和背后的肉却一天天增多的时候，你才意识到自己胖得不成形，像被吹起来的气球，才明白罪魁祸首原来是这可恶的保健品。其实不但如此，更可怕的是，你还会感觉到自己的免疫力越来越差，总爱感冒，甚至稍不小心碰一下，就会引起骨折，西医称这为骨质疏松症。其实是因为保健品里含有激素，自己短时间内摄入过多而引起的副作用。

不含激素的保健品也有药性，不是什么样体质的人都可以吃。有的人舌尖通红，像熟透的草莓，舌苔少，体内本来就有火，吃下这些保健品，无异于火上浇油，不仅会长痘、牙龈肿、嗓子痛，还会便秘。所以说，体内本身就有实火的人不适合吃温补的保健品。

还有那些追求骨感美的女性，因为瘦，本来就阴虚，容易生湿，一看舌体旁边有很多齿痕，舌苔厚黄，体内湿热重，一问白带还多，本来是看带下病的，结果是保健品助湿生热才是病根。所以说女性有白带的，不管白带混浊得像豆腐渣还是清得像水，只要白带异常，都不适合吃保健品。

这时候你一定会问，保健品不能吃，那吃什么才能留住自己年轻的容颜呢？

很多人都听说过“生殖内分泌激素”这个词，简单地说就是内分泌。女性衰老的关键就是看内分泌是否正常。从开始生育到失去生育能力，直至衰老，都是生殖内分泌激素在起作用。

“生殖内分泌激素”这个词，早在几千年前中医就有论述，《景岳全书·阴阳篇》中说：“元阴者，即无形之水，以长以立，天癸是也。”这里面所说的“无形之水”就类似现代的生殖内分泌激素，是这“无形之水”决定着女性的成长、月经的来临、生育功能的健全和衰老。

女贞子就可以调理女性的“无形之水”。女贞子是补阴药的一种，专门入肝肾经，可以专补元阴。元阴也就是肝肾的阴。女贞子专门补肾精，可以让头发变黑，眼睛变亮。这是肾精充足的表现，肾精生精神。

吃法也很简单，去药房买半斤女贞子，加工成细粉，每天冲服两次，每次七八克就可以，可以在早饭后和临睡前服用。

很多来看病的女性，都弃保健品而改服女贞子。用她们的话来说，服了女贞子后，感觉精力非常充沛。有一位55岁的老太太说，自己都这个年纪了，月经还很正常，性生活也很不错，她认为是女贞子调节了自己的内分泌。还有一位老年人，有青光眼，每天都要吃西药降眼压，冲服了女贞子一段时间后，降眼压的药竟然停用了。当时我也觉得蹊跷，结果查《药典》才明白，女贞子果真有降眼压的作用，不但有降眼压的作用，而且有降血糖和降血脂的作用，还可以提高身体的免疫力，真是一举多得的好药。很多糖尿病患者在补的时候，都会因为补药含糖而欲补又退，女贞子就解决了这个弊端，可以放心服用。

在服女贞子的时候，有一个患者说，自己常吃维生素 E，问我还可以吃吗？我说当然可以，维生素 E 本来就抗衰老，可以软化血管，结合女贞子吃，还可以防治老年斑的生成。这是中、西医结合的完美之处，我也是受到了这个患者的启发，才找到了这个绝佳的搭配。不过我告诉她们，维生素 E 每天只吃一粒，连续吃一个月就可以了，也不要过量。

有很多病人反映没有地方加工粉剂，的确，因为药房觉得麻烦，更直接的办法可以吃丸药——七宝美髯丸。

美髯就是乌发，乌发就是补肾精，追根求源还是因为肾生精，精能生气血，乌黑的头发是气血充足最好的象征。

七宝有何首乌、当归、补骨脂、枸杞子、菟丝子、茯苓、牛膝，这些药全跟血和肾有关。有少白头的，体虚出汗过多的，也有女性腰酸，白带清稀过多的，吃七宝美髯丸，每次一丸，一天两次，连服一个月为一疗程。吃药期间，不要食辣，更不要喝酒。一个疗程后如没有因为补而影响食欲，可以再用一个疗程。

七宝里虽没有女贞子，但比女贞子单味药的药效更强，对脱发、白发、抗衰老是不可多得的良药，听起来有点像广告词，我还是第一次用这样的口吻说一种药，因为这种药在中药养生里可起到代表作用，所以非说不可。

保健品、足疗、按摩，方法对了，美丽就来了

说起女性保健，很多女性是各有各的招：有的人喜欢吃保健品；有的人喜欢刮痧；有的人过一段时间会去拔罐，说这样有助于身体的排毒；还有一些人喜欢按摩、做足疗之类。虽说是方法各异，喜好不一，花钱消费最终都是一个目的：延缓衰老，身体健康，不生病。

我在门诊给一些女性看病时，经常会听到这样的事：有人吃保健品吃得脸上起痘，都快要 40 岁的人了，好像又要过一次青春期；有人吃得大便干，口苦咽燥，舌苔厚，这也就罢了；有人吃得拉肚子、腹泻，一泻就是十多天，倒是省了吃减肥药，胖人是这样，那瘦人还不得因这样腹泻住进医院？

这还不算，还有很多女性因为吃保健品，吃得月经不调，每次月经不是提前，就是滞后，原来正常反被"保"得不正常了。有很多 40 多岁的女性吃保健品，是为了保护自己的卵巢不会早衰，使自己老得慢一些，皮肤更好一些，谁料到会适得其反，四十五六岁，还不到绝经的年龄，结果月经就没有了。这花钱买的保健品，倒成了致病的药，没有变得年轻不说，丈夫还说自己"臭美"，无奈只能自认倒霉。

我注意过这些保健品的成分，大多含有什么矿物晶、松花粉、蜂胶、高蛋白以及一些高科技提取的精华，还有更多的保健品里面都含有一些人参、鹿茸、大枣、阿胶、枸杞子之类补益成分的中草药，这些药大部分是

温补之性。还有就是在这些保健品的说明书后面，看到“不良反应”那一条，经常会写着“尚不明确”这几个字。细想想，既然尚不明确，又怎敢上市去卖，让人吃？

刮痧是中医留下来养生治病的好方法，但不是人人都适宜，一般是体内有实火、实热的人才能用。说这个专业的词大家可能不太明白，还是说症状更直接一些，比如说发烧、大便干燥、便秘、口腔溃疡、长针眼、目赤肿痛的人，比较适合刮痧。中医认为“腹为阴，背为阳”，主一身之阳气的督脉在背部，所以在背部刮痧，可以起到泄热和排毒的作用，能使体内的实热或实火从背部的阳经泄出。记得有一部名叫《刮痧》的电影，就是在孩子发烧，找不到医院的情况下，刮痧起到了很好的治病退热的作用。

相反，如果体弱多病、娇小柔弱、整日手脚冰凉的女性，也去刮痧泄热和排毒，那只会越刮越虚，倒不如吃点补品更有效。

拔罐也是如此，拔罐的适应证是风、寒、湿、瘀入经络，引起“不通则痛”。患了肩周炎、风湿、关节炎，身体某个部位酸胀痛以及诸多骨关节病引起疼痛的时候，用拔罐的方法，拔得皮肤青紫、出血或拔出许多水疱，使邪毒外出，瘀去新血自生，经络也就会变得通畅，痛自然就会消。

所以说，如果没有哪里不通而引起的痛，就没有必要去拔罐。反之，会因为拔罐导致皮肤的毛孔张开，气泄，邪更易乘虚而入，身体会更容易虚。再就是体弱的女性最好也不要拔罐，即使拔也不要次数太多或时间太长，因为拔罐更适合体壮的人。

这就告诫我们，在吃一些保健品的时候，要细心观察自己有没有不适，找到吃保健品的适应证。在吃的时候，如果出现长痘、大便干、小便黄等情况，就说明这个保健品是温性，偏补，那么可以在吃保健品的同时，在空腹的情况下吃点性凉的水果。比如在饭后两小时，胃差不多排空的情况下，吃点香蕉、猕猴桃、苹果之类，用水果的凉性来抵消保健品带来的热性。但如果在吃保健品后，出现口苦、咽干、口舌生疮，甚至是流鼻血，月经提前，那就一定要停药，不能再吃。

对那些吃保健品引起轻微腹泻的人，可以先吃点桂圆和喝点姜汤。如果这样还是不能缓解，那就是里面含有强烈刺激肠壁的西药成分，这种大多是那些用于减肥之类的保健品，出现这种情况一定要停药。如果有便秘的情况，长期服用保健品会产生依赖性，导致只要停药，大便就会不通。长期服用这种保健品，会因为长期刺激肠壁而形成慢性肠炎或慢性结肠炎，甚至是更严重的肠道病，那就得不偿失了。

为了不让大家滥用这些方法，我们国家把中医拔罐、刮痧、足疗等理疗的功能康复法，都列入了中医按摩的范畴，并设立了“中医按摩学”这个专业。按摩医生会根据你的体质和病情，来确定你是适合刮痧，还是适合拔罐、足疗。用这些理疗方法治病，也是需要有专业水准的。所以说，以后你无论是去按摩还是去刮痧、足疗都要到专业的中医按摩店，最好还要看看操作的技师有没有专业的技术职称证书。

看了这些，你就不会乱给自己保健，不会既花了冤枉钱又伤了自己的身体，不会让那些制作保健品的不法商贩有机可乘，也不会让那些没有资质、一知半解的技师有利可图。

附：最简单的养生方法——推督脉

刮痧痛，一般人受不了；拔罐留罐的时间稍长，就会起泡。这些看起来很简单的方法，并没有真正普及更多家庭。我给大家推荐一种最简单的方法——推督脉。其实就是推后背的脊柱，夫妻两人可以互推。

方法：裸背趴在床上，用手掌根部，由尾骨向上推至颈部的大椎穴，连推 50 次，熟练后可以稍加快动作。50 次过后，对方的背会推得像火烧一样舒服。休息 5 分钟后，可再循环一次。有时您会发现对方的后背处会起好多痘痘，但脸色、精神、便秘、消化功能等会明显改善。

适宜人群：脸上爱长痘痘，便秘，月经不调，口臭，肝火大，体质偏热的人群最宜此法。督脉是一身的阳气聚集的地方，推督脉就是给阳气和火一个宣泄的途径，比吃清热泻火药使火气由肠道排出更直接。

如果每周能给自己的爱人或家人推两三次，你会在窃喜中收获很多。不瞒您说，这些年我就一直这样做。

第二章

养好血，调好气，幸福女人不生病

怒伤肝，喜伤心，惊、恐伤肾，悲伤肺，思伤脾。女子以肝为本，也因此，女性生病的很多因素都在肝。胀是肝气滞；口苦是肝气郁；带下多是肝湿；耳鸣、头晕、多梦是肝阳上亢；腰酸痛、五心烦热、盗汗是肝虚。也就是说，滞、郁、湿、亢、虚就是病在肝的五大要素，调肝为治妇科疾病之本。

血热、血寒、贫血、血瘀，对症养血得健康

有女性来找我看病时问："大夫，我不吃益母草，月经就没有，每次来月经的时候，刚来一天，几乎就没有了。于是，就吃一盒益母草冲剂，这样勉强再来两三天。这是为什么？"有的女性说："我来月经的时候，一定要喝阿胶浆，不然就心慌气短，整个人就像虚脱了似的。"也有女性说："我来月经每次是十来天，量还特别多。经血多也就算了，有时候还会流鼻血，不吃云南白药或宫血宁就止不住。"还有的女性说："月月舒都成了我的常备药，我都吃好几个疗程了，痛经还是那么令人烦……"这样求诊的患者太多了，其实归纳起来也很容易，她们都是病在血。

男人要想知道是不是贫血或有血液病，首先是要查血常规，看红细胞和血红蛋白才能了解自己的血液情况。女性就不用，因为女性有经血表露于外，从经血结合其他的症状，就可以了解女性的健康状况，不仅是像西医那样只诊断出贫血，还能诊断出是血热、血瘀、血寒或是血亏等。

我就不那么死板地，一板一眼地给大家像讲课似的解说，就以上面的几种病例为序，听我娓娓道来。

为什么有的女性来月经的时候必须吃益母草冲剂，才会正常呢？因为益母草冲剂有很好的活血祛瘀的作用。可这能说明什么问题呀？你也知道这只说明体内有瘀，确切地说是胞宫里有瘀。也就是说，胞宫里原本是一潭死水，吃了益母草以后，瘀化了些，水活了一点，月经似乎正常了，其

实很勉强。这种情况下，你可以摸一摸自己的小腹，是不是会有一些包块或结节样的东西，推也不移动，再看看自己的舌体，一定酷似皮肤外伤性的瘀色，甚至舌体边缘还有些瘀点。种种迹象都表明一个问题：血瘀。

知道了血瘀，就应该积极治疗，而不是临时抱佛脚，只是草草地吃一盒益母草了事。同样是益母草，可以吃半个月，等到小腹的包块消失，舌体变得红润，舌头边缘不再有瘀斑，血瘀没了，下个月经期不用吃益母草也会安然无恙。

阿胶浆是补血的药。有好多放化疗的患者，因为化疗杀伤体内的红、白细胞过多而体虚，用阿胶浆补血效果非常好。来月经的时候吃阿胶浆，能缓解心慌气短、乏力等症状，那是因为行经而致血亏，阿胶即时补了血，血才得以充足，这种情况无疑就是血亏。这样的女性不论胖瘦，大多不是患有低血压，就是患有贫血。这样的女性没有天生的红脸蛋，她只有靠打粉底来掩饰。她也没有红嘴唇，需要经常涂鲜红色的唇膏才能有女性健康的红嘴唇。

所以说，要想防患于未然，就要提前去补。除吃阿胶外，食物里还可以加入大枣调补气血。如果化验结果是缺铁性贫血，还要记得一定要用铁锅炒菜，日积月累，体内的铁足了，血自然不会再亏。要知道红嘴唇和红脸蛋不只代表漂亮，更代表着健康。这些不是“装”出来的，而是“壮”出来的。

云南白药是治疗外伤引起的出血，而不是专治月经过多的。那就是说，月经过多不是外伤引起的，那是什么原因呢？中医有句话：“热迫血妄行。”本来血应该是很安分的，一旦受了热，就像是不听话的孩子，想跑哪里就跑哪里，流鼻血也就顺理成章。它成章，你生病，这种人易躁，也容易便秘，还经常会口腔溃疡和小便黄。要想安血，不是靠云南白药，而是要清血热，热清则血自安。

治这种病有两味药，一味是清热解毒的金银花，另一味是凉血止血的槐花，可以泡茶饮。这种简单的方法，既防又治，首先小便时会感觉舒服，没有了灼热感，溃疡和便秘明显减轻的同时，月经来潮也很正常，乖乖地来五六天就拜拜了。

说到这里，我想起了一个例子，也是一位月经过多的女性，用了这个简单的方法，竟然把她的痔疮给治好了。她说原来自己有内痔出血，现在好了。其实一点也不奇怪，槐花就有这个功效。

月月舒这种药，现在改名为痛经宝冲剂，想必有过痛经的人都不陌生。我想问问有这种问题的女性，在吃月月舒的时候，有没有脸色发青、手脚冰凉？有没有用个暖水袋放在小肚子上，痛就会有明显缓解的现象？得温痛减就是寒，这种情况引起的痛经就是血寒，用温性的活血药，寒就会被驱逐，痛自然就减了。当归、川芎在这种情况下就责无旁贷，可以泡茶，还有女性在煲汤的时候放入这些药，可以治愈血寒引起的痛经。

血寒、血热、血亏、血瘀都是中医强过西医所特有的诊断，只要对症，寒了温补，热了去火，亏了进补，瘀了活血，女性身体的健康就不会输在血上了。

附：怎样从经血上辨别血寒、血热、血亏、血瘀

血寒：中医讲寒至则凝。本应鲜红的经血中有暗紫的血块是因为伤了寒气，寒性收引，其实收引的形象理解就是痉挛。痛经就是子宫痉挛所表现出来的症状。来月经之前冲冷水澡，大冬天穿超短裙和丝袜，行经前喝凉啤酒和冷饮等，你肯定犯过其中的一条，其实在生理中就没有“女汉子”这个名词。

血热：流鼻血大家都不陌生，这就是血热妄行。本应五六天，最多也不超一星期的月经，结果十来天还没有完，而且月经血鲜红，量多。贪嘴的你就应该回想一下，最近有没有常吃火锅，无辣不欢，有没有鼻出血、牙龈肿痛等症状。如果有，应忌口，月经就会正常，不要再让经血

白白流失。

血热需要跟子宫内膜的病变、子宫肌瘤、激素水平不正常这些区分开。如果断定不是血热，就一定要去医院做B超或化验查病因。

血亏：亏字义就是少，月经刚来一两天就没了，亏是因为身体生血的源头出了问题。依仗着自己年轻，熬夜、KTV、为生计拼命地工作，引用一个感触最深的病人的话："全是自己糟蹋的。"这句话，理解后方知意味深长。善待身体，就是善待气血生化的脏器和机能。如果没有血的补充，只能是未老先衰。

血瘀：瘀就是阻塞不通的意思。如果你在月经期经血时多时少，卫生巾上常会看到一些黑渣样的东西，就是有瘀。瘀是不良的性生活习惯、妇科炎症等日积月累，不及时改善和治疗，瘀久成疾，像宫颈癌和子宫肌瘤就是血瘀的延伸。我想，哪一位女性也不愿意有如此结果。

补气是提高免疫力最快的方法

我们看中医的时候，不管多高明的医生，经常会在药方里看到诸如党参、人参、黄芪、山药、白术之类的药。这些药和普通的感冒药一样常用吗？是的，它们比感冒药更常用，功效也很好，因为这些药有一个共同的功效，就是补气。

当年，一位中医老师教我开方的时候说，累了可以补气，说话没力气可以补气，盗汗了可以补气，失眠了可以补气，心慌气短了可以补气，就连治妇科病的时候，月经提前、量多、量少，产后，乳房肿块等，都可以补气。

他可以把黄芪用到60克，把山药用到50克，还可以把党参用到40克。他不是通过加药量多赚钱，而是量大味少。他开的方子通常最多也没有超过10味药，但求医的人总是门庭若市。

大家都知道，中医有金元四大家，有李东垣的补土派，有朱丹溪的养阴派，有刘元素的寒凉派，还有张从正的攻下派。我当时称这个老师为“补气派”，经过这么多年的临床实践证实，这个老师的补气之法让我受益匪浅。

西医没有补气的说法，只有用白蛋白、胸腺素之类的药来提高免疫力的方法。其实这跟补气有些雷同，如果不是累了耗气，我们就不会失眠多梦、心慌气短，也就不会易患心脏病。没有气的固摄，月经就会提前，量还会增多。没有气又怎么能使血得以化生，月经又怎么会不延后、量少呢？哺乳期的妇女，由于生儿育女，气耗得最厉害，同样也是少了气的固摄而恶露不尽，子宫好久也不能复原。乳汁也是气血所化，气虚的人，气的原材料不足，不是溢乳，就是亏乳。像这样的例子，举不清，也讲不完。

补气药有补心气、补肺气、补脾气、补肾气、补元气种种说法。有经验的医生在用中药的时候很有特点，不是一味中药就能把所有的脏腑气全都补了。比如发高烧、做手术、生孩子、长期服用抗生素以及放化疗等，这种情况的患者都是元气大伤，肾气久亏，这个时候可以服用大补元气的人参，可以吃人参的含片，也可以泡人参茶喝，都能使身体早日复原，但用人参的时候，宜多喝水，这样会吸收好，不易上火。通常我们用人参补身体的时候，一旦出现嘴里长溃疡、大便干燥、小便灼热，或者是生扁桃体炎，甚至是鼻出血，这是补得太过，一定要停药。

补脾气，主要是调补身体的消化和吸收。为什么有的人一天一次大便很正常，可有些人一天大便三四次，甚至更多，次数多且不成形，中医称之为大便溏泄。这样的人胃口也不会好，也就是我们常说的胃炎或浅表性胃炎。有些人还有胃下垂、脱肛，或有子宫下垂等，这都是脾气虚。专门调补脾气的中药有白术和山药，用这些药对脾气有一个提升的作用。如果舌苔厚，也可以加一些白扁豆，这样既补脾气又能祛湿。

咳嗽喘是现在最常见的病症，毫无疑问这样会伤肺气，导致肺气虚。患了咳嗽喘的人对甘草片都不陌生，我们知道甘草可以止咳，其实我们是只知其一，不知其二。甘草在止咳的同时，最主要的一项功效就是补肺气，而且是专门补肺气的。单味甘草远不像煎好的中药汤那么难以下咽，我们可以用单味甘草泡茶喝，在止咳平喘的同时，补肺气也是重中之重。

生活中难免会加班，劳累，刚开始会觉得心跳加快，严重了就会心慌、气短，这是心脏病前期心气虚的表现。出现了这种情况西洋参和红参就是首选，提前服用点补心气的参类，能避免你步入心脏病一族。人们都说这些参可以抗疲劳，其实这些参类最能强心。

你也许会问，这么多补气的药中怎么就没有补肝气的药？实话跟你说，刚学中医的时候我也这样问过自己的老师。学了中医我才明白，肝气根本就不能补，只能疏。那时候翻《本草纲目》，所有的补气药中，没有一味药归肝经，这是为什么呢？难道这些药吃到肚子里，行至肝经的时候，都绕道而行了吗？多年的临床经验让我明白了一个道理，这些补气药根本就没有绕路，当你吃人参之类的补药，吃得心浮气躁、爱发脾气、两眼巩膜通红的时候，那就是肝经热了，就应及时停补。所以我建议《药典》里药物的“性味归经”中也应加入“归肝经”这一条，还要注明“肝经实热要慎服”。

关于补说了这么多，我们千万不要错误地以为，无论在什么情况下都可以吃点补药。健康的人如果依赖补气的药来强健身体，会打乱体内的阴阳平衡，反而对健康不利。

我们听过“闭门留寇”这句话，也就是说，如果我们生病了，还没有弄清病因，就一个劲儿地乱吃补药，就如同是家里来了贼，你还用好酒、好菜去招待人家，可想而知是什么样的后果。

对如何补养自己的身体，女性比男性更为关注，因为女人不但怕老，还要讲究有气质。把气质拆开来说，就是不但要有气，还要有质。所以说，只有会补、正确地补，才能补出一个“皮”和“瓤”都好的完美型气质女性。

肝病的自检自测：口苦、咽干、耳鸣、眼涩、胸胀

有的女性来看病说："大夫，以前我只有要来月经的时候才感觉胸胀，可现在不来的时候怎么胸也胀得厉害呢？"还有的说："一天到晚嘴里就像吃了黄连似的，苦得难受，只好一天到晚咀嚼口香糖。大夫，我怎么最近耳朵里老是响，心烦得很，老爱发脾气，白天这样折腾，晚上也睡不好觉，还总是做梦。"还有位女性一开始本来是买闪亮眼药水的，她说最近自己的眼睛总是干涩，想点眼药水润一润眼睛。看到她浑身酸软乏力，打不起一点精神的样子，我反问她，手脚心热吗？出虚汗吗？腰酸痛吗？耳鸣吗？她只有点头的份儿，好像我"猜"得全对。

这还真不是"猜"，是中医诊断出肝有问题。你会觉得很诧异：怎么这么多的问题都会和肝有关系？

人有七情：怒、喜、忧、思、悲、恐、惊。人都说怒伤肝，其实七情的调节主要是靠肝，也就是说，肝是体内最大的一个交通枢纽，身体各个脏器是否畅通都需要肝的疏泄作用。肝的性能始终和一个字关系最密切，那就是"通"，不管是"环路"还是"立交桥"，不通就会紊乱、生病。

记得在外科学习的时候，一个身体非常好的运动员做胆囊摘除手术，我参加了手术。看到患者肝脏的时候，主任很惊讶地说，做了这么多年的手术，还是第一次看到这么好的肝。这个人是运动员，不喝酒，没有抽烟的习惯。更关键的是，她的心态很好。说她脾气好，不如说人家会自我调

节。当然，有人也会说，她的肝那么好怎么还要做胆囊手术？要知道她不是肝的疏泄出了问题，她是因为长期喝高硬度的水，沉淀太多，胆囊内引起多发性结石的缘故。

调节自己的情绪，改掉不良的生活习惯就是在助肝疏泄交通。相反，在胸腔交通阻塞的同时，首先感觉到的就是胀。胀只是开始，时间久了，你还会在乳房里摸到因为不通而形成的肿块。遇事不能克制自己的情绪，一天到晚埋怨自己命苦，命苦嘴里会更苦，这是因为肝木克脾土的原因。这时候的肝就像是一把利斧，而脾土就像是一株娇嫩的小树苗，一斧头下去，哪里还有什么生机？如果站在为自己身体着想的角度，你就不会再觉得命苦。每天有一个良好的心态，肝就会得到疏泄，即便是不吃药，口苦也会自愈，因为你活得有滋有味，命本来就不苦。

肝不好的人，耳鸣有一个特点。你听到过夏天的蝉叫吗？耳鸣就是这个声音，蝉就在你耳朵的“枝头”，挥不去也赶不走。好不容易睡着听不到蝉叫了，又是整晚做梦，杂七杂八的什么梦都做，一点头绪也没有。去求诊西医，神经性耳鸣，脑血管扩张剂、神经调节剂、输液打针效果都不理想，最后归根治疗还是要疏肝，泄肝气。中医诊断为肝阳上亢，也就像是你自己怒伤肝，激发肝的阳气发散到了极限，就好像是一种上去了下不来的感觉。有人吃龙胆泻肝丸可以治这种病。

当然药治是一个方面，调节情绪才是根本。可以散心，有条件的还可以出去旅游，保持舒畅的心情才是治疗这种疾病的良药。时间久了，“蝉”就会不赶自飞，耳鸣也就会不治而愈。

开始的时候，气都会很足，这就是我们常说的理直气壮，但为什么久了就会像霜打的茄子，蔫了下来，开始觉得手、脚心热，出虚汗，最后腰酸腿疼，四肢乏力？这是因为肝肾同源，伤肝后累及肾。肝在上为上游，肾在下为下游，上游受到污染，下游自然也逃脱不了厄运。医生说这叫肝肾阴虚症，吃六味地黄丸能治愈。但我忠告大家一句，在吃药的同时，不要再让怒气继续伤害自己的肝脏，否则虽有药力，也不能回天。

其实肝生病对女性来说，更易引起妇科病。前面之所以把那些症状和妇科病分开来说，就是为了加深印象。肝主要关乎女性的月经和白带，女性在胸胀、肝气不舒的同时，在行经的时候还易痛经，月经不是提前就是错后，量不是多就是少，反正一句话，就是让你不正常，你跟自己的身体作对，它就跟月经作对。哺乳期的妇女，乳汁也会跟你过不去，分泌量减少，孩子不够吃，有时候还会因此而断乳。更可怕的病是不孕症，女性会因情绪不好而影响排卵，做妈妈的愿望破灭了，还不知道病因是在肝。

在你胸胀、耳鸣、嘴苦、四肢酸痛的时候，有没有留意过带下也会变多？很多人会说带下的量变多了，而且黄稠、味重，也有些人色淡、量多，出现这种情况，往往都不能逃脱“肝”系。

综合上述的一些症状，做一个肝病的归纳，胀是肝气滞；口苦是肝气郁；带下多是肝湿；耳鸣、头晕、多梦是肝阳上亢；腰酸痛、五心烦热、盗汗是肝虚。也就是说，滞、郁、湿、亢、虚就是病在肝的五大要素。明白了病因，大家可以根据自己的情况来调理，或者口服一些治肝保肝的药。本书中也提到了一些疏肝解郁的中草药，以便大家更详细、准确地调养自己的身体。

乳腺结节和小叶增生，甚至乳腺癌都是女性专属病。患这些病的女性没有一个是慢性子。这些病的根源在肝，肝郁成结，可见肝对女性有多重要。

你在发威的时候肝也没有闲着。如果感觉到乳房有刺痛，试着长出几口气，把你的火压下来，平静下来后调匀呼吸，就等于成功粉碎了肝的第一次进攻。如果感觉乳房和腋窝下两侧肋骨胀痛，你可以借助外力来对抗，吃疏肝丸或龙胆泻肝丸来安抚你的肝脏。

肋胀明显吃疏肝丸，口苦明显吃龙胆泻肝丸，这些药能给肝气一个合理疏泄的途径来解决这个问题。

最后更棘手的问题来了，那就是乳腺结节和小叶增生这些病不期而来。不要漠视，可以吃乳癖消。一定要用一些软坚散结的药，结合物理治疗，来攻克它，不要让它长期待在那里，因为它不会永远和你和平共处，总有一天会攻占它不该有的地盘。

三七陈皮胶囊，乳腺增生快速消

我们整天都在说七情可以致病，怒伤肝，喜伤心，惊、恐伤肾，悲伤肺，思伤脾。女子以肝为本，也因此，女性生病的很多因素都是在肝。有人说，女人心眼儿小，动不动就着急、生气，就是容易生病。其实这也不是没有道理，因为动不动就生气、着急的女人，最容易形成“结气”。汉代《金匮要略·妇人杂病脉证并治》中指出：“妇人之病，因虚、积冷、结气。”把“结气”列为三大病因之一，那这个“结气”到底结的是什么气？毫无疑问，当然“结”的是肝气。

女人总是会有很多事缠身，也会因很多事烦恼，下班了要辅导孩子功课，再忙再累，洗衣服、做饭，一样都不能少。这些小事也就罢了，有时还听别人说自己老公和哪个女人关系密切，和哪个女人有外遇等，这能说是心眼儿小吗？肯定是非生气不可！

生气伤什么？伤自己的身体，伤肝。这就是为什么当你生气的时候，乳房先开始发胀，肋下像塞了个石头，又胀又痛。你说心里生气已经够苦了吧，嘴里也苦得像吃了黄连。肋下面藏的是肝，说是肝痛，其实也是西医所说的肋间神经痛。肋骨中间藏的是肋间神经，生气的时候，痛会沿肋间神经分布的方向，从后脊柱向胸前蔓延至肋下，最后到前胸，串着痛。去看医生，医生问哪里痛？也不知道手该往哪里指，一会儿前胸，一会儿后背，具体是哪里痛也说不清楚，这正是中医所说的肝气不舒所引起的游走痛。

女人生气的时候，首先就是心慌、气短，可气完了，最终收获的是什么呢？是乳房里的肿块。好多女性来看病感触最深的一点就是，气多了，肿块就大；不生气，心情愉快的时候，不用吃药，肿块也会慢慢减小。但小归小，能彻底下去的却很少。生不生气是由肝决定的，乳房里生不生肿块也是由肝气决定的。肝气不疏，也可以说是肝气不顺，在乳房上形成“结气”，也可以叫“气结”。脾气总是不好，总是由于各方面的原因引起肝气不顺，在这样的情况下，乳房肿块的这个“气结”，也会越长越多，长时间下不去，会变得顽固不化。原来是气，最后也可以说是纤维化，就会更难消下去，需要靠消导之类的中成药，如百消丹、乳安片、乳癖消等疏肝理气、软坚散结的药物来治疗。

说了一大堆，最重要的一点就是防治女性乳房肿块要疏肝，疏肝就能让你气消，肝气消，“结气”就会通。在自己生气，感到心慌、气短、肋胀、胸痛，还没有形成乳房肿块的时候，可以提前吃点药，防患于未然。能起到行气作用的，首推陈皮加三七。

陈皮也就是平常所说的橘子皮，但不是刚吃完橘子后新鲜的橘子皮，而是把橘子皮放在阴凉处阴干后的陈皮。有人说吃了橘子会上火，但橘子皮变成陈皮后，就柔和了它的燥性，不会再上火。

三七常用的大多是田三七，三七还有个别名叫“金不换”，纵有黄金千两，也换不来三七活血化瘀的治病功效。

以前给患者看病时，经常会让她们自己把中草药加工成粉。有的说，手工没办法操作。其实我留意了，在某些超市里卖家用电器的地方，有榨汁机卖，一两百元一个，也不贵。榨汁机可以把中草药加工成细粉，量越少就越容易操作。

取30克陈皮，10克三七，也就是按1∶3的比例，用箩筛几次后，加工成细粉，装入胶囊。除去筛后的损耗，0.5克一粒的胶囊，也能装50余粒。下班空闲时，可以自制几十粒，备用。

有好多女性会这样说，还是弄点药备着吧，生气了别人不心疼自己，可自己一定要学会心疼自己，等生了病，受罪的还是自己，所以说很多找我看过妇科病的女性都备有这种药。需要注意的一点就是，女性在月经期要暂停服用。

园园的妈妈就是一个总爱生气的女人。她一生气就会乳房胀痛，有时候还会摸到一些大小不等的肿块，典型的随心情变化而时有时无。见到我的时候，她的心情很好，她还幽默地说，“晴天”的时候，乳房就不会有肿块，只要一到“阴天”，肿块就会悄悄地爬上来，烦得很。现在她学乖了，每次生气后，都要吃3天的陈皮三七胶囊，每次吃四粒，每天两次。从这以后，烦人的肿块再也没有打扰过她。那些因为乳腺肿块而恶化的女性，如果能像她这样提前预防，也不会终身遗憾。最后，她还颇有心得地让我转告其他求诊的姐妹，空腹吃效果会更好。

女人生病不可怕，可怕的是，生病了还不知道去治、防，而是听之任之。我经常听到一些女性患者这样说，没事，没什么大不了的，不痛也不痒，扛几天就过去了。真到了扛不过去的时候，又只会怨天尤人，叹自己命薄。

脾虚三大症状：口水多、脂肪厚、白带有问题

没有学过中医的人，不知道“纳呆”这个词的意思，其实很简单，就是不想吃饭的意思。

人“纳呆”了，说明脾胃的消化功能不好，对女人而言就不是单吃消食片那么简单，脾对女性的带下、月经，甚至是内分泌等各个方面都担当着很重要的角色。

现在胖的女性很多。有人说胖人嘴馋，口水多，这也有道理。我注意过，有的女性在睡觉的时候会流口水，一觉醒来，枕头上会湿一大片，就像是小孩子流口水的样子。孩子口水多，用小手绢是永远也擦不干净的，只会擦得孩子两腮又红又痛。这是中医所说的“脾不控涎”的结果。要想从根本上解决流口水的问题，就要健脾，只有脾健，口水才能从根本上得到控制。这些情况就证明一个问题，胖人湿多，如果是女性胖人，湿就会比男人危害更多。

健康的人像一块沃土，胖人就像一块沼泽地，湿气重，水湿就会泛滥，带下就是湿，泛滥就是带下的量增多。当然出现带下病也不是一朝一夕的事，也是先纳呆、腹胀，大便不痛快，小便的时候会痛，然后再出现湿气加重，带下增多。湿气干扰带下不是最终的结果，也不会就此收手，它还会继续下行，于是腿部就出现水肿，小腿一按就是一个“坑”，懒和困就不用说了，每天就像徒步背负了几十斤粮食，可谓是举步维艰，以至于每晚

睡觉前都要在脚下垫一个枕头，这样腿肿才会减轻。这种情况，孕期的妇女体会最多。所以说，如果孕期的妇女腿肿，在没有妊娠期的高血压、尿常规的检查也正常的情况下，就不用乱投医，只要健脾，助消化，湿就会自去，腿肿就会消失。

胖人湿重，也就是说，想要减肥的女性，健脾祛湿是当务之急，这比吃价格不菲的减肥药要强得多，也不会像有些药那样给肝和肾带来不良反应，还不容易反弹。中药中祛湿健脾又可口的东西有很多，比如我们经常熬粥喝的薏米、山药和茯苓，可以常吃，再加上适当的运动，在不知不觉中减轻体重的同时，还会发现带下病也不治而愈了。纳呆没有了，吃什么都香甜可口，身边的人看到你的精神状态，会说你年轻了 10 岁。你会自信地回答她说："你错了，我年轻了 20 岁。"

我们整天都说脾胃为后天之根本，是化生气血的主要来源。民以食为天，长期纳呆不进食，哪里还会有化生气血的原材料？现在有好多爱美的女性用节食来保持自己的形体美，她们都说饿过劲了，就没有胃口，不想吃饭了。那是脾伤了，等你脸面焦黄、没有血色，说话有气无力，月经每个月都要推迟、量少得可怜，甚至是闭经的时候，你就会知道原来这样做是大错特错。到气血亏、内分泌严重紊乱的时候再吃补药就难了，因为脾就像一个不熟悉的任性孩子，需要时间来慢慢接受。

有一位哺乳期的妇女带着孩子来看病。她说自己的乳汁不少，经常不自觉地溢出来，孩子一直吃母乳。别人家的孩子在婴幼儿的这段时间，长得非常快，可自己的孩子却长得很慢，而且，孩子吃母乳后饿得很快，经常哭闹。

我看她的舌苔白厚、舌体淡白，分明就是脾虚、气血不足。她的乳汁是不少，还经常溢乳，但有一点是关键，她的乳汁稀，就像同样 10 克的奶粉，冲一杯水和两杯水，浓淡是有本质上的区别的。她的病根在脾，是脾虚，化生气血不足，造成乳汁质量不高，所以她吃了几盒归脾丸后，舌苔变薄、胃口大开的同时，也不溢乳了。更主要的是，原来每一个小时要喂孩子一次奶，现在两个小时喂一次，宝宝还睡得香香的，她心里别提有多高兴了。

脾虚湿重的情况还会影响到大小便，大便稀、小便混浊，甚至在小便的时候会感到痛，这时候也不要急着用抗生素，利小便的中草药有车前子。中医讲："利小便可以实大便。"这样在小便通利的同时，大便的水分也会明显减少，由不成形转成正常。如果这样还是觉得见效慢，可以再泡点黄连当茶饮，或再吃点黄连素（小檗碱）片或胶囊，效果会更好。

所以说，关注脾也是对女性后天的关爱。可以胖但要拒绝虚，要胖得健康，减得健康。虚也要懂得怎样去补，不要让脾虚影响了自己的工作和家庭。

附：脾虚诊断的误区

照镜子吐出舌头看到自己舌体的边缘有很多齿痕就说自己脾虚，很多病人问过这样的话，是不是需要吃归脾丸或补脾的药，把脾虚补回来？

你如果看到化验单上的睾丸酮升高，就代表这个女人马上要变成男人吗？这的确是个笑话。中医把脾和消化关联起来，就是说脾可以决定胃口的好坏，自己吃什么都香，看到烤鸭恨不得一口吞下去，没有食五谷不香，吃饭后没饱胀不适，解大便的时候没有不通、黏腻、不成形，脾不虚，肠道就不会有湿困。我奉劝很多的男女同胞，不要有一知半解的养生知识，就让自己走进死胡同，那就真成了没病也有病了。像这种听见蝲蝲蛄叫就不种地的现象太常见了，如果真是那样，医生这个职业也会泛滥成灾。

当然如果你真是舌体有齿痕还伴没胃口，进食后胃胀满，大便黏腻不爽，我还真是恭喜你这次猜对了。这种情况下可以吃健脾利湿的药，健脾的同时，稍加补益，胃肠会更舒服，补益资生丸最合适。

补益资生丸可滋阴补气，调养脾胃。可治食欲不振，大便不爽。一次

6 克蜜制药丸，一天两次，连服 7 天。你早晨如厕的时候两分钟就可以解决，再找回吃啥啥香的感觉。

补益资生丸里健脾的白术、茯苓、山药，补气的人参、莲子，助消化的山楂、麦芽、神曲，祛湿的薏苡仁、泽泻、藿香、黄连，各司其职，一味都不少。

男人肾虚会腰酸，女人肾虚会流产

我这里的六味地黄丸卖得特别快。还别说，来买这种药的大多数是男性，女性很少。是女性的肾就不虚吗？不是，其实女性更易肾虚。男人在感觉自己肾虚的时候吃六味地黄丸，是因为性生活过度，腰酸。

女性肾虚可不只是腰酸那么简单，女性肾虚的时候会出现月经病、带下病、宫冷、不孕，甚至是孕后流产等，比男人要复杂得多，也严重得多。你现在是不是觉得女性更需要补肾？

从生理的角度上来说，女性也比男性容易肾虚。男性的生理上只有前后阴二窍，即前面的尿道和后面的肛门，可女性比男性多一个阴道。肾主藏精，肾在下体主要是闭藏，只有精气得以闭藏、贮存，才能精足体健不生病。男性尿道细而长，最易守；女性不但尿道短，而且阴道也同样短，每个月还要来月经，即使在不来月经的情况下，也有带下分泌，这作为肾的第一道防线来说，易攻不易守。所以说带下病、月经不调、泌尿系感染等，就成了女性的多发病、常见病，你说肾能不虚吗？

女性易肾虚还体现在两个方面：一是在性生理上女性每个月只有一次排卵，而精力旺盛的男子可以每个星期频繁射精；二是女性在更年期的时候，卵巢的功能开始衰退，失去生育能力，而男性虽年过60也可以正常射精，照样让具备生育能力的女子受孕。就凭这些生理上的差异，很容易辨出哪个更易肾虚。

经常有这样的女性来看病，她说，大夫，这几天白带特别多，而且腰也酸痛得挺不起来。看她左手捂肚，右手扶腰，佝偻着身躯来看病的样子，一眼就看出她患了什么病。西医有原发病灶和继发感染。阴道和子宫就是原发病灶，肾就是上行感染，这样说一点也不为过。当你白带增多、腰酸痛的时候，为什么小便清长？为什么夜尿的次数会增多？为什么凌晨的时候会拉肚子？为什么会腿肿？为什么会手足冰凉、神疲乏力？等等。这一系列的为什么只说明一个问题：肾虚。

有一位好不容易怀孕的大龄妇女，怀孕还不到两个月，就出现阴道内流血，西医诊断有习惯性流产的先兆，让她打黄体酮，吃保胎药。最后她找到我，同样也是手扶着腰来到这里。问她，腰酸痛吗？她说痛。晚上小便次数多吗？她说不但多，还总有尿不尽的感觉。大多数健康女性在怀孕的前几个月，精神很充足，那是因为早期的胚胎发育，肾精起着决定性的作用。看到她这种打不起精神的样子，再看舌苔也淡，脉也无力，分明是肾虚。肾气虚，胎元不固，自然就易形成习惯性流产。

黄体酮能保胎，六味地黄丸也能强肾气、固胎元，这是截然不同的两种文化。保胎本来就是一项艰巨的任务，只要有效，我们可以二者合一，打黄体酮的同时，还可以吃六味地黄丸。果然，这位大龄的妇女在足月怀胎之后，顺利产下了 6 斤重的男婴。

有人说男性性需求强，女性差，其实不然。如果女性的性需求差，那是性冷淡，是肾虚，这样的女性在夫妻生活不和谐的同时，还易患上不孕症。有一个结婚 5 年未能生育的妇女来看不孕症，她多方求医，都快失去信心了。我问她月经怎么样？颜色如何？她说，月经总是延后，每一次都不准，经常搞得她手足无措。我们有时会有个外伤出血，都看到过血是什么颜色，她却说，自己的月经就好像是掺了水，很淡，而且量很少。再一问她，小便多、五更泻、腰痛，像这种情况，其实也不用把脉，要在手腕上去推寻，沉细脉无疑。毫无疑问，是肾虚，而且她这种肾虚，是肾阴和肾阳都虚，所以补肾阴和肾阳的药可以同时吃，这样才补得快。这位妇女现在在家待产，她奉我为“送子观音”，我可不敢当。

我告诉她，如果没有经过调治，像她这种情况，即便是侥幸怀孕，胎儿也会发育迟缓，甚至可能是先天性发育不良，生下来也会后悔。

肾虚的女性，哺乳也是个问题。我们说过，孩子最好的喂养就是母乳喂养，如果肾虚，乳汁会少或根本就没有，看着孩子却不能给孩子哺乳，心里更难受。

举了这么多的例子，现在我们该明白女性肾虚要补的道理了吧。学会诊断自己爱人肾虚的同时，我想那些买六味地黄丸的人，也许买回去后是专门给自己老婆献殷勤的。

附：切莫滥服六味地黄丸

1. 为什么吃六味地黄丸会头晕

血压升高的时候会头晕，感觉昏昏沉沉，眼睛发涩。患有高血压的病人一感觉不舒服的时候，有人能估量出自己的血压数值，上下没有差几毫米汞柱，常被老病人认为是经验之谈。所以说头晕首先会想到的是不是血压升高，这是个常识。

也不知道是医疗广告听多了，还是其他什么原因，经常会有人买来六味地黄丸当补药吃，稍有腰酸了，乏力了都会吃。还有人说可以治疗白头发，可我也没见有一个人吃了头发变黑。倒是经常有人吃六味地黄丸感觉到头晕，结果一测血压高压到了 160，低压 95。这些人原本就有高血压病史，还有喝酒、熬夜的习惯，本身这样的人就有催生血压升高的因素在先，再加上六味地黄丸也属温补类药，几种因素的协同作用导致血压一定会升高。

戒酒，不再熬夜，血压就会下降，这时候可以适当吃六味地黄丸，可以减半量吃，也可以把每天两次的量，减成每天一次。如果在服药期间出现了头晕、眼涩，要查看血压是否还有升高。如果有，就需要停药。

2. 吃六味地黄丸血糖升高怎么办

多年的糖尿病患者易合并其他病症，肾虚是最常见的，可以吃六味地黄丸作为辅助药调治肾虚。如果吃药期间血糖升高了，怎么办？先看自己吃的是不是蜜制药丸，蜜丸糖分多，会使血糖升高。现在六味地黄丸有水丸、浓缩丸，还有胶囊剂，可以选择这些不影响血糖的制剂服用，不分男女都可以放心用。

好习性养出好女人

应该再专门命名一种疾病，叫作“女性现代生活方式病”。拿现代女性和中国古代女性对比一下，原来闺秀的“大门不出，二门不迈”，变成现在的抽烟、酗酒、夜生活。当然不是所有的女性都是这样，但有一点可以确定，因这些不良的生活习性，导致生物钟失调，引起月经病、流产、带下、不孕等的患者，大多数属于这一类。我们天天在讲养生防病，其实不健康、不科学的生活方式和环境也是不可忽视的因素。

烟，抽烟的危害不说大家也知道，对女性来说危害更大。抽烟的女性易老，易内分泌失调，因为内分泌失调，脸上也易长一些色素斑。抽烟也易致胎儿畸形，对生育也有很大的影响。所以想生孩子、不想因内分泌失调而过早长斑变老的女性，一定要戒烟。

酒，中医认为属于辛辣食物，最易伤脾胃。脾胃不能化湿，就会引起湿重。在舌苔厚、消化不良的同时，带下肯定会增多。所以说带下不正常的女性一定要忌酒。

夜生活，灯红酒绿的夜生活的确很诱人。记得有一天早晨，我去饭店吃早点，旁边有一桌青年男女在喝酒，酒瓶东倒西歪，饭菜到处都是，满桌狼藉，很不协调，想必是玩了通宵，把夜宵当成了早点。不论男女，这样都会耗伤气血，女孩子相对就会更吃亏，没有充足的休息和睡眠，气血就不得养，耗完了哪里还来月经？有女性说别人一个月来一次月经，自己怎么两三个月才来一次，别人月经周期要五六天，自己怎么一两天就完？你要好好想一想，像这种无节制的透支，是要付出代价的。

我们在孩子小的时候，通常最关心孩子的饮食，其实妇女在青春期、月经期、妊娠期、哺乳期、更年期、老年期的时候，也应该像孩子一样，关注自己的饮食。好多女性知道在行经的时候，不能吃凉东西，这样会痛经，会月经不调，这很正确。

除此之外，女性在经期还不能吃一些辛辣燥热的食物，因为这样会引起月经量过多，严重的还会出现崩漏；妊娠期和哺乳期的时候不能暴饮暴食，或是偏食偏嗜，避免引起胎肥或胎瘘不长，所以说为了孩子和自己的健康一定要合理搭配饮食；青春期的时候因一些生理上的变化难免会不适应，有很多孩子在饮食上容易走两个极端，不是厌食就是暴食，这样都会影响到孩子的正常发育和学习，所以说大人要提醒和疏导，让孩子保持轻松和良好的心态。

更年期和老年期，凡是有条件的女性都在补，有的在补雌激素养护卵巢，有的在补充蛋白粉，还有的在补钙，等等。我不抵触任何一种方法，只要对身体有益都可以采取。但有一条我要提醒大家，一定要了解补品里面的主要成分，要弄清里面是不是含有激素，吃完后会不会引起小便发黄、大便干，或者是胃口大开等，这些都是补品的不良反应，如有这些反应，就不能乱补。

中医认为精、气、神是“人生三宝”，各司其职，主要以肾中精气为一身之根本。女性耗伤肾精主要有两个方面：一个是房事，另一个是生孩子过多。现在很多年轻女孩子过早房事，而且不知道节制，也就是淫欲过度，这种情况就会先伤肾精出现腰酸腿疼，再伤气而肢疲乏力，最后伤神而无精打采。现在计划生育政策不允许多生，做流产的是越来越多。做流产和正常的胎产没有什么区别，都会耗精、伤气、损神。《灵枢·本神》中说：“五脏主藏精者也，不可伤，伤则失守而阴虚，阴虚则无气，无气则死矣。”

所以说，这是要让我们把握一个“度”的问题，对待房事这个问题应该是“精满而泄，精泄而藏”。就像河流的防水堤坝，到了警戒的水位线方可以开闸放水，本来水就不多，还一个劲儿地开闸，水都放完了，哪里还有什么鱼香肥美？

以上说的主要是“劳”，现在我们的生活条件好了，也要注意“逸”。中医认为“劳则气耗，逸则气滞”。女性在经期、孕期、哺乳期的时候，要特别注意劳逸相结合。行经的时候，过劳容易导致月经过多、经期延长、崩漏；怀孕的时候过度劳累易导致流产或早产；生完孩子以后的妇女，劳累会使子宫的复位不好，会导致恶露不尽，没奶，甚至是子宫脱垂。过劳不行，但也不能太安逸，太安逸了也容易月经不调。再就是怀孕的时候，天天在家里躺着，不活动，容易在生的时候难产。怀孕的时候要多活动，要经常出去散散步，这样的妇女大多数会顺产。

在公交车上每次看到孕妇和老年人都会让座，我们人人都应该这样做。怀孕的妇女和老年人在出门的时候，一定要当心，怀孕的妇女会因为不小心跌倒而导致流产，老年人也易因骨质疏松而骨折。

“女性的现代生活方式病”只要人们注意，就不会诞生这个名词，女性现代的生活方式应是适应而不是病。

附：跳绳排卵调节内分泌法则

一位 40 多岁的女性，年轻时为事业打拼，抽烟、喝酒、熬夜，把自己的身体搞亏了，患上了不孕症。医生告诉她根本就不能正常排卵，她每个月都没有成熟的卵泡排出。为此，她看过所有权威的西医，求诊过无数名中医，依然无果。最后西医大夫告诉她，只要她能排出正常卵泡，就可以给她做试管婴儿，圆她的求子梦。

她总结每次看病后的医嘱，几乎每个西医大夫都会对她说“要常跳绳，跳绳可以促进卵泡的发育”。她最终没有再去看大夫，自己坚持每天晚饭 2

小时后跳绳，每天坚持40分钟，然后稍补充点水就上床睡觉。半年后她取出了发育成熟而且很健全的卵泡，如愿求得一个可爱的千金。

这个实例告诉我们跳绳可以增强卵巢的功能和促进卵泡的发育。卵巢能再次排出发育正常的卵泡，说明卵巢的功能近乎正常了，卵巢内分泌的功能决定一个女性是否衰退。所以说跳绳是一个无须争辩的能改变内分泌的事实。这就像是给诸多医者开了一个玩笑，最好的方法就在最简单的生活中。

第三章

预防妇科病，让女人花绚丽绽放

《黄帝内经》中有一句话："阴平阳秘，精神乃治。"只有阴阳平衡的时候，人才能无病有精神。寒对女性来说是一大害。按阴阳来说，女性属阴，男性属阳，阴性的体质本身就寒，阳性的体质本身就热。所以女性应该常用温和热去中和自己阴性体质的寒气，才能不生病或少生病。

唇齿相依，妇科病不要让男人袖手旁观

“是你有问题。”

“怎么可能是我，本来就是你的事。”

这是刚结婚不久的一对夫妇，一边来看病，一边在互相责怪对方。两个人都有病，女的拿出医院的化验单，上面的诊断结果是霉菌性阴道炎，带下异常；男的被诊断为龟头炎，也是霉菌引起的。两个人把各自的诊断结果当成证据，来等待我这个“医生法官”的宣判。

女的很激动，一直在喋喋不休地说，努力澄清自己的清白。她说自己很讲卫生，经常用洁尔阴、妇炎洁之类的洗液清洗外阴，也从未有过非分的想法，可自己就是不明白，就是这样注意还是被传染上了病。由于没有经验，刚开始还以为染上了什么性病，现在虽知不是性病，总觉得是自己老公的问题引起的，甚至想到是不是他对自己不忠，间接传染给自己的。

男的更觉得冤枉，自己才是受害者，分明是对方传染给自己，不然自己怎么会在性生活过后染上这种病。

很简单，这个病的罪魁祸首就是霉菌。那这个霉菌到底是来自谁，来自何处呢？很简单。我让男的把裤子脱下来，看了看男性的外生殖器，一看就真相大白，这就是两个人生病吵架的根源。

男子阴茎的包皮过长，龟头只露出来还不到1/3，这样包皮下面就是霉菌的藏身之处。霉菌，顾名思义就是发霉的菌。本来，没有性生活的时候，这种情况是构不成大害的，但有了性生活就不一样。性生活的时候，男子性起，阴茎勃起，就直接把霉菌传染给了对方。性生活过后虽说洗了，但也不可能把所有的霉菌清洗掉。男性更是如此，有的时候只是用水冲一下或者是根本就不洗，包皮盖上龟头后，里面残留的霉菌就会大量地滋生。同样，霉菌也会在女性的阴道里合适的环境和温度下生长繁殖。如此反复下去，就成为恶性循环，导致男性患龟头炎，女性患阴道炎。这才是真正的病因所在。

性生活过后男女都要洗。我让这个女士不要用各种洗液，用 40℃左右感觉稍烫点的水，在里面加入一支中成药针剂的黄连素，2 毫升就可以，洗完后不需要再用净水冲洗，这样才能使黄连素更好、更持久地发挥药效。男方也用这样的方法洗，清洗干净后，也不要用净水冲洗，等到晾干后，再把包皮送回去。这样一是为了黄连素药物能渗入肌层；二是晾干后才不会给细菌以藏身之处，才能彻底切断传染源。这也正是现在很多人去外科做包皮切除手术的原因之一。

中药提取的黄连素针剂，也被西医广泛地应用于临床。西医用它治疗各种病原体和细菌，中医用黄连燥湿解毒，治肠炎，湿热。通过西医技术提取出来浓缩的黄连素，抗菌治病的效果更好，一直被我们视为中医西用的典范。如果是已经确诊怀孕的女性，即便黄连素是纯中药提取的成分，也不要用这种方法洗。

他们没有去打针、输液，只这样洗了三四天就好了。来复诊的时候，我告诉他们，以后不要再用什么药液去洗，正常情况下用净水洗就可以了。

最后还要叮嘱大家一句，一般性生活后，男女都会口渴，很多人习惯从冰箱里拿出冷饮痛快地喝，这是大错特错的举动。肾为命门火，在性生活的时候，命门火烧得正旺，这时候喝冷水，无异于一盆冷水浇在命门火上。这一盆水可了不得，时间长了，浇得你不是阳痿，就是早泄，等到肾气衰竭的时候，不管用什么办法也无力回天了。记住这时候只能喝温水，稍烫点的水更好，它不是在解渴，而是在慰劳你辛苦的肾。

特殊的生理结构导致女性阴道疾病频发，其实无论身体的哪个器官都有与生俱来的抗病能力。阴道内有阴道杆菌分解成乳酸，阴道内环境保持酸性，酸性情况下很多致病菌不能存活，可以防止致病菌在阴道繁殖。所以说太爱干净的女人反而做得不对，过度清洁或用阴道栓剂，打乱了这种天然的防护屏障，这就是越干净越生病的究竟所在。

用双黄连粉针剂外洗也是这样，不需要多次反复外洗。阴道内黏膜在月经周期的上半月，也就是排卵前，最好不要洗。因为在雌激素的作用下，阴道底层的细胞增生，使阴道上皮增厚，这是一个形成保护层的过程，洗掉了这种保护层，反而不利阴道内健康。

一掬温润水，洗出健康好女人

有这样一个妇科患者，因为去游泳，不小心感染了妇科病，到医院输液，费了好大劲才治好。她诉说自己病情的时候，能看得出依然是心有余悸。她说："真是恐怖，这样就能传染妇科病，以后公共场所还怎么去？"她说自己在这方面非常注意，也很讲卫生，家里有各种各样的洗液，每天洗，有的时候一天要洗四五次之多，都快有洁癖了。她的理论是，越干净就应该越不会生病，可是越讲卫生反倒越易感染，更容易犯妇科病。因为一起去游泳的同事，同样也是去玩儿，别人却都没事。她带着疑惑来问我，到底是洗好，还是不洗好呢？

毫无疑问，肯定是要洗，就要看怎样洗，不能乱洗，不能像患了洁癖似的无节制地洗。这样的洗法，不但起不到卫生防病的作用，还会使阴道的免疫力下降，反而易生病。

洗有两种：一种是保健的洗，一种是治病的洗。保健性的洗，就是指在一般情况下，清洁外阴，做外阴护理。在没有外阴瘙痒、白带异常、阴道炎和外阴炎的情况下，就必须只用温开水洗，因为温开水不会打乱阴道里正常菌生活的环境。

说到这里，有些人一定会问，阴道里有菌不就是生病了吗？不尽然，阴道是一个有菌的环境，也可以说是生理性的菌，这种生理性的菌起到了一个清洁工的作用，可以抵御外来不速之客（菌）的侵入，这个时候如果用杀虫抗菌的中西药外洗，统统都清理走，反而会使阴道里的菌群失调，也就是说，破坏了阴道里正常菌的自行调节。往严重了说，这种盲目的外洗像是一种暴力干预，反而给了细菌和病毒一种可乘之机。前面说的游泳的那位女性就是这样，这种外洗的洁癖反而害了她。

治疗的洗法，就是用西药的消毒药水，或中成药煎成的汤剂，熏洗外阴。西药类的作用是消毒抗菌，为的是治疗滴虫、真菌等阴道病。中药是用蛇床子、苦参、黄柏等，起到清热燥湿，解毒杀虫的作用。当白带异常、黄带恶臭或像豆腐渣一样，外阴处钻心似的痒得难受，被确诊为阴道炎、外阴炎的时候，不管是滴虫还是真菌，都应该马上用洗液把这些讨厌的菌驱逐出去。这时候用西药类的消毒液就很有必要。操作方法是：先用净水洗，再用 0.1% 的新洁尔灭消毒水，做外阴冲洗。然后，再用中成药的洗液，先熏后洗，而且洗后无须再用净水洗，好让残留在阴道里的药液充分发挥药效。

使用洗液的时候，需要注意的一点是，不要以为外洗的药浓度越高，抗菌杀虫的效果就越好，这是错误的。外阴和阴道以西医的解剖学来说是黏膜层，很脆弱，很容易因为洗液的药物浓度过高而受伤。前几年就有这样一位女性，治病心切，洗液的用量比平时加大了两倍，结果灼伤了外部的黏膜，形成了溃疡，外敷了半个月的云南白药，才把病治好。所以说，女性在外用洗液的时候，一定要严格按比例去配。因为这个配比的浓度是经过临床实践考证过的，只有这样才能达到既治病又不伤身的目的。

除此之外，还有一种很好的外洗保健方，既简单又省钱，能防病又能治病，不会像西药产生耐药性，也不会使阴道内的菌群失调，这就是鱼腥草。去药房买半斤鱼腥草可以用半年，每次用 3 克，煎 2000 毫升的水，每个星期洗 3 次，可以隔日一洗，也可以连洗 3 天。

我们生长在地球这个大家庭里，除非不食人间烟火，要不然就不可能不去公共场所。游泳、出差住旅馆、在公共场所洗澡以及性生活等，都可以用鱼腥草洗洗，这些担心就会很快在洗后被排除。

鱼腥草清热解毒，利水消肿，可治淋症、白带、湿疹、疥癣等。最主要的是，它是一种可以煎汤外洗的中药。不是所有的中草药都可以煎汤外洗，只有少数的草和叶子类的中草药，才有治疗的效果。中医常用鱼腥草治妇科病，西医一点也不逊，也把它广泛应用在临床上，消炎、抗病毒，治妇科病、咳嗽、气管炎、肠炎等，都收到了很好的疗效。

用 3 克鱼腥草煎汤，不是治疗量，而是保健外洗的用量。洗完后，同样无须用净水冲洗，在给你经济上带来实惠的同时，也让你防妇科病于未然。但是，保健的外洗量也有药性，如果是怀孕的女性，洗多了会动胎气，就不要多洗。

附：女性湿热带下应特别注意哪些方面

天天说湿热，到底湿热是怎么来的？凡事有因皆有果，吃辣可以让人胃口大开，喝酒可以让压抑的心情得到释放，过夜生活是温饱解决后放纵自己。吃辣多了会上火，喝酒多了口干、口渴，当小便黄有烧灼感觉的时候，就代表湿热已经光顾。女性的阴道本来就是一个“津津而润”的环境，这些坏习惯损耗的都是体内的津液，使阴道内黏膜充血水肿，带下的分泌物变得味重难闻，白带增多如豆腐渣样。可见，这些阴道炎、带下病都是自己“造”出来的。

其实很多女性的带下病都是可以预防的，改掉这些不良的习性，女性每天至少要喝 1000 毫升的水，空腹吃两次水果，就可以清除体内的湿热。这是最简单、最好的方法，只需平日稍加注意便可。一定量、无异味的带下是健康的，我总是苦口婆心地叮嘱病人，一次次、一遍遍地重复，就是要让女性养成这个好习惯。

栓剂：爱恨难舍，会用方健康

有很多女性，对一些妇科的栓剂情有独钟，中、西药成分的各种栓剂都用过，可以说是经常用。有了妇科炎症的时候，一是不好意思去看医生，再就是大病去医院，小病自己就可以解决，认为也没有看医生的必要。一有白带多、外阴痒等妇科病的时候，脑子里就一个概念——炎症，于是去药房买点妇科类的消炎栓，自行解决。就因为这点小聪明，很多来看病的女性因过多、过久地使用消炎栓，打乱了阴道内的正常环境，反而经常患阴道炎、外阴炎，甚至是宫颈炎等。还有的因用栓剂过多，刺激阴道壁，损伤阴道的黏膜，形成宫颈糜烂。原本没什么大病，反而惹来了好多妇科病，后悔莫及！

其实这也难怪，刚开始的时候，因为白带量有点多，有异味，用了点栓剂，“哎，好多了，异味没有了，白带的量也少了”。初次尝到了甜头，就接着用下去，每次感觉到下面不舒服的时候，都习惯用栓剂解决。

记得有一年夏天，一位30多岁的妇女来看病。她说妇科垫上有血，刚开始还以为是来月经了，可一想，上次的月经才过去十几天，根本就不可能。她觉得阴道里像着了火，烧得很难受，还感觉到有点疼。她在这之前用过栓剂，以前一次用一枚，效果就很好，可是越用效果越不明显。

这次是因为白带特别难闻，量还特别多，一次就用了两枚，没过几个小时，就感觉到不舒服。来之前，她去医院做过妇科检查，说她是二度宫颈糜烂。医生建议她做微波，输一个疗程的抗生素，要几千元。她不是花不起那么多钱，而是本来就有点抵触西医，经朋友介绍，最后拿着检查单找到了我这里。一个星期的双料喉风散，再加上一个星期的双黄连粉针外用，也就半个月的时间，她的宫颈糜烂好了。等她的病好了后，我才详细地给她讲解了妇科栓剂的用法以及利弊。

《寿世宝元》中记载："醋糊为丸，如弹子大，胭脂为衣，薄棉裹，留棉线二尺许，将药丸深入玉户中，定坐半日。"用中成药加工成药丸，放入阴道中治疗妇科病，这样可以使药直接接触病变的部位，药以尽用，更快、更好地发挥疗效，比起喝汤药经胃肠吸收后的药效要快得多。

现在的栓剂和古代的药丸没有什么区别，都是阴道外用，方法都是一样，只是在科技发达的今天，药物提取和制造的工艺更精、更纯，制造出来的栓剂更容易吸收，效果更好。古代阴道外用药也需要辨别是寒还是湿，是偏寒湿还是偏湿热，最后根据病情炮制出外用丸剂，经药物量对比后确定药性应该是寒性还是热性。

西药的栓剂则更是复杂，有抗真菌的、有抗霉菌和滴虫的，还有专门消炎治疗细菌性感染的。在用药的时候，有没有分清自己的妇科病到底是属于哪一种菌？所以说在用西药栓剂的时候，一定要去妇科医院做一个白带的分泌物检查，看看到底是哪种菌引起的感染，好让你有的放矢，针对性地用栓剂。知己知彼，才不会滥用栓剂。

莪术这种中药好多人都没有听说过，莪术的根茎里含有莪术油，具有抗菌消炎的功效。宫颈糜烂就是阴道内黏膜损伤，而莪术油对阴道内黏膜有很好的修复作用，生肌止痛的同时还有防癌的功效。大龄妇女最常见、最害怕的就是宫颈癌，用莪术油制成的栓剂比用干扰素制成的栓剂，其药性更柔和，毒副作用更小。

保妇康栓剂的主要成分就是莪术油，其中还有少量的冰片。我不太习惯给病人用甲硝唑或阴道泡腾片之类的药，用西药栓剂很容易产生耐药性，第一次用效果好，连续用几次后效果就不明显了。这类中成药栓剂就不存在这些情况，对女性带下多、味重，黄带，而且对一些老年性的阴道炎，甚至是糖尿病病人的阴道炎或宫颈糜烂，都有很好的修复作用。

当然这种栓剂不是可以治疗所有的宫颈糜烂，像对已致重度的糜烂药力显微，还需要结合其他药物和理疗，方可更快治愈。

在用栓剂的时候还有很多需要注意的地方，借此跟大家多唠叨几句：

1. 在用栓剂的时候，一定要做个早孕检测，看看自己有没有怀孕。如果已经证实怀孕，那就不要用。

2. 行经期间不要用栓剂，因为经血会影响栓剂的药效。

3. 哺乳期的妇女应慎用栓剂，因为吸收入血的药物成分，在乳汁中形成一定的浓度会影响孩子。

4. 没有结婚、没有性生活的青年女子，要慎用栓剂。

5. 用栓剂的时候不要同房，一定要注意个人卫生，因为房事很容易重复感染。

6. 切忌过量，不能像前述的女同志那样，觉得一粒不够用两粒，认为量越大效果会越好。阴道壁其实是很脆弱的，栓剂的刺激很容易使其受伤，甚至发展成溃疡。用药的时候一旦有烧灼的感觉，应立即停药，然后用清水反复冲洗干净后就医。

7. 用栓剂治妇科病的同时，也应该让自己的丈夫或性伴侣做一下检查，看看是不是也有同样的情况，以免自己治好了，一同房，又被传染。

8. 最后就是用栓剂的时候，一定要把手洗干净。阴道里用药的时候，一定要戴一次性的指套和手套，以避免因为不卫生的手带着细菌，让本来就有病的你雪上加霜。

想必在看了这么多之后，你拿到栓剂就会想一想，到底该不该用以及怎样正确地用。药用对了治病，用错了伤身，栓剂也不例外。看清药物的功效和注意事项，是每次用药前必须做的事。这样，妇科栓剂才是治疗妇科病的救命郎中。

红糖姜枝水，暖宫散寒温暖女人一生

寒对女性来说是一大害。按阴阳来说，女性属阴，男性属阳，阴性的体质本身就寒，阳性的体质本身就热。《黄帝内经》中有一句话："阴平阳秘，精神乃治。"也就是说，只有阴阳平衡的时候，人才能无病有精神。寒凉对女性来说，不是雪中送炭，而是雪上加霜。所以女性就应该常用温和热去中和自己阴性体质的寒气，才能不生病或少生病。

人受了寒气可以通过三步来检查，第一步就是看鼻。我们知道孩子受寒着凉了会流清鼻涕，大人也是一样，妇女当然也不例外。着凉了流清鼻涕，是说明病肺卫，这是医生的专用词，因为肺主卫气（保卫的"卫"）。卫气就是人身体内的第一道屏障，一身的皮肤是抵御外邪的第一道防线。等你开始流鼻涕的时候，这说明肺所主的卫气，在跟来犯之敌打仗，用流清鼻涕来通知你。

有人说初起的感冒没有事，扛一扛就好了，结果因为自己身体虚没有扛住，寒就会透过肌肤入肠胃。有人说，你怎么知道寒入肠胃了呢？你又没有给它带路。这就是寒入肠胃的第二步，看舌苔。这次不是看舌苔的薄厚，而是看舌苔上有没有水汽。我在告诉患者自己怎么诊断舌苔上有水汽的时候，好多人不明白。我就让她们拿起瓶子喝一口矿泉水，刚喝完矿泉水的舌苔上面就会"汪汪"冒着一层湿湿的水汽，和平时不着凉时候的舌苔完全不一样，这就是中医所说的水滑苔，寒入胃肠的缘故。如果你还是不太会看水滑苔也不要紧，还会出现其他的症状，如寒入肠胃引起的肚子痛、大便稀，这都是说明寒已经攻克了自己胃肠的关隘，继续向纵深发展。

寒最后会进入脏腑，损筋骨、伤经脉，像那些寒入心经引起的心悸以及那些寒入经络引起的痹症，如骨关节病的疼痛等。我们这里只说寒对女性身体易造成的损害。寒对女性来说是雪上加霜，寒会让女性痛，这也是寒的特长。寒胜则痛。人在打架的时候都会专捡软的捏，寒也不例外，也会专攻女性最薄弱的环节，也就是阴气最重的地方——冲任二脉和胞宫。寒会让胞宫的子宫壁引起痉挛，而诱发疼痛，这也就是我们常说的痛经。寒会让胞宫里面的血液变成血块和暗紫色，而引起行经时疼痛加剧，月经不调。所以说，辨别寒入脏腑不难，就是看经色，知腹痛。还有的人在疼痛的同时，会感觉到小肚子发凉，拿个暖水袋暖一暖，疼痛就会明显缓解，这也正是女性阴性体质的寒证用温热解的缘故。

单纯的物理疗法会显得有些不济，有很多女性会选择喝姜汤。把生姜切成非常细的细末，放在火上煮开后 3 分钟，加入红糖，在着凉引起痛经、腹泻的时候，可以驱除体内的寒气。红糖性温，生姜可以温中散寒，在驱赶寒气的同时，还有止痛的作用，这才是雪中送炭。我们可以在送炭的时候再加把火，就是加点桂枝。把桂枝打成细粉，在喝姜汤水的时候加入 4 克就可以，不用多，每天只加入两次桂枝粉。桂枝的特长就是温经通阳，它起到入经络、通阳气的作用，在中和女性体内寒气的同时，还可以给生姜带路，让生姜辛散风寒的药性无孔不入，不但可以治痛经，还可以治疗因寒引起的所有的痹症疼痛。

我们知道了寒对女性的危害，也清楚了寒是怎样从肺入肠胃，到胞宫；我们学会了看鼻涕，看水滑苔，看经血。《孙子兵法》说：“知己知彼，百战不殆。”我们既了解寒气的来处，又了解寒伤身体的途径，何愁不能把它消灭呢？

凡成年女性几乎都吃过益母草颗粒，痛经的时候吃，月经量少了吃，月经不调的时候也吃。益母草顾名思义“益母”，总是没有坏处，这样吃到底对吗？

往深了说益母草有兴奋子宫的作用。子宫收缩的频率增加，子宫内的经血排出自然也就会痛快，经血不畅的时候可以吃；月经期吵架生气，心情不愉快，原本量很多的月经突然就变少了，这种情况吃益母草颗粒调经也是这个道理；来月经前游泳涉冷水、洗冷水澡、过量喝冷饮，导致行经的每一天痛经，月经有血块，量少，不通畅，也可以吃益母草颗粒。

益母草颗粒，每次喝一袋（5 克），一天喝两次，连续喝 7 天。很多病人问，为什么要喝 7 天，第 7 天的时候，月经都没有了，还有必要喝吗？有必要，因为益母草在排净宫内经血的同时，它收缩子宫的作用也有利于子宫宫体的恢复。

也有女性服用益母草颗粒后出血量多，一般情况下多是正常的，但过多或月经期超过 10 天，就需要马上停药，及时去医院就诊。

戒热戒辣，温补的女人才健康

有很多女性来月经的时候会有这样的“月信”，也就是征兆，心情很烦躁，情绪很难控制，看什么都不顺眼，总爱发脾气，还会头痛，这是要来月经了。还有的女性来月经之前先会流鼻血，或者是牙龈出血，甚至会觉得嗓子里发咸，不明原因地涌上来一口血。总有人问，这正常吗？当然不正常，这是伤热的缘故，是病态。不仅如此，热还会使女性的月经过多，小便痛，在孕期还会引起子痫、子烦，在哺乳期还易生褥疮和阴疮，所以说女性伤热也是不容忽视的。

来月经的时候，心烦、爱发脾气、头痛，是热扰神明，神明也就是“清明之府”，指的就是大脑。想象一下，火苗都是炎炎向上的，身体的最高位置就是“清明之府”——头颅，所以说伤热的时候，头反应最强烈，牙龈、鼻腔里的毛细血管很脆弱，被热一煎烤最易破裂出血，就形成了中医所说的鼻衄、齿衄和吐衄。

其实热邪和寒邪一样，都会挑身体最弱的时候乘虚而入。女性体虚有三个关键时期：一是来月经的时候；二是怀孕的时候；三是哺乳的时候。来月经的时候，吃辛辣刺激性的东西过多，高温伤热，会导致月经量多，经期由原来的四五天，延长至七八天甚至是十几天。怀孕的时候总怕着凉，穿得太多，使劲补，唯恐生下来的孩子营养不够，结果高热量的食物摄入过多。不要忘了，怀孕时，你热，孩子也同样会热，还会因热而生子烦、子痫、子满，也会因营养过剩，活动过少而致胎肥。本来胎儿有六七斤就可以了，结果七斤多还不止，甚至是八九斤。本来可以顺产，但因孩子过大只能剖宫产，生下来九斤的孩子，看着大胖娃心里欢喜，但孩子不一定就健康。不仅如此，孩子生下来后，也会体热毒盛，易生湿疹或毒疮。

哺乳期妇女大多不敢吃辣的，但是还有一个问题，怕着凉，尤其是坐月子的那段时间，房间里被封得严严实实。我探视过几个坐月子的亲朋，一进屋就像进入了高温蒸笼室，只有六个字：味难闻，热难耐。在这样的情况下，能不生褥疮吗？产后发热也就更不稀奇。再说，在这样的情况下，母体热，奶水同样也会夹热，吃到孩子的肚子里，对孩子的健康也不利。

正应了中医那句话："热盛则肉腐，热盛则气血妄行，热盛则肿生疮毒。"

所以说女性在行经的时候，可吃些性温的食物，要知道温和辣是有本质区别的：温是桂圆、枸杞之类的食物和中草药，温可以保月经正常，不受热邪的侵犯；辣是辣椒，热可以致月经不正常，热生病态。女性在怀孕的时候，只要不发热，体温是恒定的，就没有必要刻意地保暖而伤热。还是那句话，你热的同时，胎也会热，也会因胎热而生子烦、子痫等病。哺乳期的妇女千万不要把外面的新鲜空气拒之窗外，月子房内一定要通风，要经常把窗户打开通风换气，只要不让风正吹自己就可以，保持室内的空气新鲜。小鸡在雏形的时候，高温会长得快，但新生儿可不是高温长得快，孩子本来就是阳性体质，再加上周围的环境也热，易肺热，伤热而易患感冒。

记得一位家长问过我一个这样的问题。她说，看书上说，孩子在6个月前，不易发热感冒，因为从母体获得的先天免疫力在，可为什么自己的孩子还不到6个月，就感冒发烧了好几次？我告诉她，是因为家里的室温太高，不通风，加上新生儿的体温调节中枢没有发育完全，不能自调，所以才更容易生病。

女性伤热和伤湿、伤寒一样，也会体现在舌苔上。伤热的时候开始会苔少而红，甚至是整个舌体通红，如果没有及时地防治，就会使热入脏腑，舌苔也会由红变黑。这个道理就像我们煮饭的时候忘记关火，最后直到把锅烧干、烧焦，留下的全是黑渣。

女性伤热的时候要结合舌苔、大小便、月经、头痛等一些外感热病的症状，及时地断清诊明，防患于未然。清热的药有金银花、大青叶、板蓝根、蒲公英、菊花等，效既好价又廉，几块钱就能买来一大堆，有时间煎汤，没时间就泡茶，及早地把热赶走，不要让这原本的星星之火，烧尽我们整个“草原”。

健脾祛湿，苗条清爽真美人

“大夫，你能把我头上的‘帽子’摘下来吗？”她头上根本就没戴帽子，再说自己头上的帽子也用不着劳驾别人，她这个“帽子”是无形的，更确切地说是湿、是病。这正是中医所说的“头重如裹”，这“湿”裹在头上就像戴了一顶“帽子”，一天到晚头晕沉沉的，摘之不掉，挥之不去，只能求医。

见到这种情况，大夫诊断的第一项就是先看你的舌头，从你的舌头上看你到底是不是体内有“湿”。看到你的舌苔又白又厚，大夫会问你：“是不是吃饭胃口不好？”“是。”“是不是大便不痛快，黏腻不爽？”“是。”“是不是白带很多？”“是。”这一连串的“是”说明你感到很是惊讶，心想这大夫是神算呀，好像天天跟着自己似的，他怎么比我还了解自己的身体。其实这只是大夫诊断出你体内有湿气而已。说到湿，我们会想到泥泞的土地、沼泽，一不小心失足掉进去，就会沾得身上到处都是泥，其实泥的特性也正是湿性黏腻的特性。如果人赤足蹚水、游泳、久居湿地、爱吃肥肉、爱吃生冷的食物，就易被湿侵犯。湿侵犯到内脏的脾胃，就会吃饭没有胃口，中医把这称为“纳呆”，纳呆的人湿气重，舌苔一定厚。有好多来看病的人，早晨起来有用牙刷刷舌苔的习惯，我劝你以后不要这样做，因为找大夫看病的时候，如果看不到你的舌苔厚，就不知道你是消化不良，会误诊。不要以为舌苔今天刷明天就会长，那是因为你没有从根本上清除脾胃里的湿气，如果健脾胃祛湿，湿厚的舌苔将会不刷而消。

湿性趋下，易袭阴位。我理解为水湿是往下渗的，从人的身体里向下就会渗到二阴，也就是前阴和后阴。前阴就是妇女的阴道，有湿的时候就会出现白带异常，就是增多，和伤寒着凉一样会增多。但湿和寒还是有区别的，就是白带的味，湿重带多的同时往往腥臭味也会很浓。另外，还会引起小便湿重，也就是我们常说的泌尿系感染，引起女性的小便混浊，尿不净。

湿伤后阴，后阴就是肛门，排便的地方。正常的时候，本来一天一次或两次大便，解下来的时候会很痛快，呈条状。可伤湿就不一样了，原来解大便需要 3 分钟搞定，现在要一刻钟，大便还不成形，黏黏的一点也不痛快，总觉得解不干净，出现了这些情况也是湿在作怪。

又回到了“戴帽子”的那个主题，这也归属于湿性重着、黏腻的特性。重表现在上就是头重，重得像压了顶帽子；表现在下就是腿沉，沉得腿里面像灌了铅，抬不起来。开始总以为是工作了一天劳累引起的，但过了个周末，在家里休息了两天，症状却一点也没有减轻，看来湿真不是好惹的。

看完了这些，你现在明白了，大夫给你看病的时候，为什么猜得那么准。其实不是猜，是中医的诊断推理学，如果你掌握了这些，你也会达到这个境界。

祛湿、防湿的办法很简单，要经常开窗通风换气；擦完地后，一定要通通风，不然房里的湿气会很重；要少赤足蹚水或游泳、少喝冷饮、少吃肥肉及奶油蛋糕类油腻的东西。这样就会离湿远一点，不会让湿气伤身。

如果出现了舌苔厚、大便不爽、小便混浊、白带增多怎么办？《素问·至真要大论》中指出：“诸湿肿满，皆属于脾。”湿大部分和脾有关，是因脾气不能升清，舌苔才不化。可以健脾利湿的食物中有薏米，中药中有茯苓、白术，冬瓜皮、黄芩、黄连等也都可以利湿，味好的可以熬粥，味苦、难以下咽的可以做成丸散或胶囊冲服。市场上还有很多中成药，例如专治舌苔厚的黄连清胃丸、可治头重如裹的防风通圣丸、可治大便不爽的黄连素片、可治带下的乌鸡白凤丸、可治小便混浊不通的三金片等，只要对症祛湿便是强效的洗涤剂，湿气就会被洗得一干二净。

有人说胖人湿重，其实无论是胖或瘦的女性都可能会脾虚湿重，原本清稀无味的白带变得量多味重的时候，这就是中医所说的湿重困脾带下。这个时候你还会没胃口，饭后胃胀满，不消化，舌苔白厚，甚至闻到油腻味会恶心，大便稀或黏腻不痛快，整个人也会感觉到腿沉乏力。

病根在脾，脾健康自然湿就会被消除掉，一两味中药的药力会略显单薄，更主要的是见效慢。对应上面的这些不舒服，可以吃中成药丸参苓白术丸，健脾祛湿，能治好胃口，不需要再吃那些治带下的药，更不需要外洗和用栓剂，就能解决问题。

参苓白术丸，水丸，每次 6 克（袋），一天两次，连服 10 天，10 天后如果带下还没有完全转至正常，可以再服 5 天。

南方那种潮湿的地方湿重，爱吃辣可以祛湿。不同的地域，不适合过食辛辣食物，如果在北方湿重食辣不但不克湿还会上火，或变成湿热，而加重病情。参苓白术丸药性偏温，祛湿的功效是“温润而化”，它是从体质上“调”，而不是像抗生素一味地“杀”。

甘麦大枣汤，缓缓润泽每一处脏腑

小的时候听说邻里有个妇人疯了，因为婚姻的不幸受了很大的刺激。家里人四处求医诊治，甚至求助于巫术，真是有病乱投医，结果都是无功而返。

从医后的这些年里，很少在临床遇到这些病，但类似这种病的前期病症却特别多，大多数是抑郁、精神恍惚、情绪低落、严重失眠，甚至哭笑都不正常。跟这样的患者接触久了，你还真以为她有精神上的问题，其实这不是精神上的问题，这只是中医所说的妇人“脏躁”。

“躁”顾名思义，躁动不安,“脏躁”也就是“内脏躁动不安”，喜伤心，悲伤肺，心肺气虚，悲喜不能自制，人就会出现哭笑失常。怒伤肝，像这样的人，她可以为一点点小事情而大发雷霆，纠结的样子让任何人都受不了。思伤脾，正常人到了吃饭的点儿，闻到饭菜香，都会饥不择食，而这样的人不一样，就连吃饭的时候也思来想去，再好的饭菜也不能勾起她的食欲。总之，这样的人或呆板，或抑郁，或精神恍惚，看上去怎么都和周围人群不协调。“脏躁”这个词我们觉得陌生，其实这就是西医所说的早期精神分裂症。

一位某知名网站的女性高管，三十五六岁，她就是患了早期的精神分裂症，现在已休假在家。西医的大夫让她吃了将近一年的镇静剂，她已经对这些药物产生了依赖和耐药性，她更明白这样吃下去结果会怎样。她说现在的她已是今非昔比，原来是高收入的金领，在单位可以说是呼风唤雨，凡事都追求完美。她的要强和近乎刻薄，导致婚姻失败，同事不理解。她现在失业在家，还自己带着一个 3 岁的孩子。从她的外表也不难看出病情，本应很讲究的她，穿着随便得近乎邋遢。给我讲述病情的时候，虽是极力克制自己的情绪，依然是每个话题都要重复十多遍，每个问题的结尾总忘不了说一句话："大夫，我该怎么办？"对她来说"天"塌了，她的世界也已不复存在。

病折腾了她一年之久，身体虚是必然的，所以她的脉象沉细，但她小便黄、大便干、口苦、舌尖红，谁看都知道是体内有火，不用说也是虚火。体虚的人能用泻火的药吗？肯定不行，越用身体越虚。再看看她的舌体，淡白没有血色，而且整个舌体还很瘦小，好像是体内的火，把舌体烤得瘦小枯干。没有血色说明气血虚，舌体瘦小说明津液亏。总结到最后，虚为主，先补虚是主要，泻火是断然不可取，因为泻火的苦寒药更伤津液和气血。正如《张氏医通·神志门》有这样的一句话："脏躁者，火盛灼津，肺失其润，心系而戾然。"

我只给她拿了 100 克甘草。当时她表现得很意外，因为平时她找别的中医看病的时候，总是会开一大堆的中药，几百元甚至是上千元不等，这味药她只花去几块钱。几块钱就能治好她的病，她无论如何也不敢相信。当然这只是其中的一味药，因为只有在药房里可以买到这味药。还有两味药，生活中很容易就能找到，一种是大枣，另外一种就是小麦。大枣随处都有，面粉我们整天吃，小麦原粒难买到，但超市里却有的是麦片。这就是古代张仲景专治妇女脏躁的甘麦大枣汤，当然也是现代人在古方的基础上调治早期精神分裂症的甘草麦片大枣汤。

这个方法做起来也很简单，每次用 500 毫升水，泡 10 克的甘草、5 枚大枣半小时，然后煮沸半个小时，滤去甘草，用煮好的 200 毫升水冲服两包麦片，一天两次，早晚各一次，饭后一个小时后服用。

在参研古人的病案中有这样一段话："用小麦养肝气止躁，甘草、大枣之甘，以缓气之苦急，躁止急缓，则脏安而悲苦愈。"小麦养肝气专治脾气暴躁；甘草的药性是和中缓急，就像一个慢性子，让五脏安顿下来；大枣补心气，补气血，还可以宁心安神，这个方子倒像是五脏的安抚剂，早期精神分裂症患者的寄托方。这个方子的药性强调一个"缓"字，可适合各种体质。身体不适、烦躁郁闷、情绪不舒的女性，把它当成一味安慰剂，抚慰一下自己受伤的心灵。

后来，我在一些营养学中看到，小麦皮里含有大量的B族维生素，而B族维生素主要是给神经提供营养，也只有充足的维生素供给神经才不会衰弱，才不会失眠，也不易精神分裂。

也就两三个月的时间，我在QQ的留言里知道她以后的信息，她又重新回到了自己的工作岗位。不仅如此，她还得到了同单位的一位男士的青睐，还说结婚的时候一定要请我参加他们的婚礼。我一直乐意和自己的患者分享快乐，所以欣然应允。

第四章

1800 天串起女人的一生：月经

心是血指挥部，肝是血仓库，脾是血供应站，肺是指挥血干活的监工。这一圈的劳作下来，最后获益的是谁呀？是肾，肾收获了精，男子收获了精，女子收获的就是卵，然后通过卵巢正常的内分泌调节，每个月的月经才能正常来临。

月经：女性健康的一面镜子

月经是怎么来的？西医说是由于卵巢周期性的变化而出现的子宫内膜周期性脱落及出血，这是西医学的术语，好多人听不太懂。你只要记住两点，月经和两个器官有关系，一个是主管内分泌的卵巢，另一个是孕育胎儿的子宫，所以说西医治疗月经病的关键就是调节卵巢的内分泌功能和子宫内膜的变化。

我们从中医的角度追溯月经来历，《本草纲目·妇人月水》中指出："女子，阴类也，以血为主，其血上应太阴，下应海潮，月有盈亏，潮有朝夕，月事一月一行，与之相符，故谓之月信、月水、月经。"这句话阐明了女性月经的生理，上面有太阴脾经，也就是脾胃，从食物中吸收营养，化生气血，是月经的发源地，海潮就是月经的来临似潮水，每月一次，就是女性月经正常的生理期。

当然女性月经的第一次，因体质或营养的不同，来的早晚也不一样。正常情况下，女孩的第一次月经应该是 13 ～ 15 岁。可现在的很多孩子，营养过剩，早熟，根本就没有到中医所说的"二七"之年，不是 14 岁，而是十一二岁月经就来了。还有的孩子脾胃弱，挑食或者营养不良，月经直到 16 岁的时候才来。所以说女孩子的第一次月经，是由体质的好坏来决定的。

中医有句话是"经贵乎如期"。月经第一次不管来得早晚，只要到月的时候能来就很珍贵。很多女性，每月的那一天月经就会准时来访，她会很有准备，一点也不会感觉到意外。还有一些女性，前后只差一天，或是两三天，最多的时候也不会超过一个星期，总之该来的总是会来，只需耐心地等几天倒也无妨。这些情况都是正常的月经来潮。

可也有很多人不一样，她的月经就不知道怎样算是有规律，好不容易来了一次，等第二个月的时候就像盼星星盼月亮，是左等右等都不来。结过婚的人，还担心是疏于避孕，而去做早孕检测，结果是阴性，被诊断为月经不调症。从西医的角度来说，这是内分泌失调，也难怪每次月经该来不来的时候，脸上不是长痘就是长斑，真是既讨厌又无奈。

没办法，只有去医院调经，打几天的黄体酮针，过几天后，月经就会如期而至。可总不能每个月都靠打针把月经打回来吧？这也不是长久之计，所以说我们还得从中医的角度来追根溯源，为什么该来的月经不会来？

其实月经不调这种病，不单是月经来得晚，还有来得早，二十几天甚至是十几天一次；来的月经，不是量多，就是量少，本来应该鲜红的血也变得不正常，不是黏稠的血块就是暗紫色的瘀血。除此之外，还有的月经淡得像掺了水，没有血色，这些情况都统称为月经不调病。

前面这段只是个小插曲，我们继续查找月经不调的病因。组成月经的是什么？血，首先肯定要从血下手。身体里的五脏对血的管理，都是各司其职，什么时候也不会乱套，因为乱了就会生病。心是血指挥部，肝是血仓库，脾是血供应站，肺是指挥血干活的监工。这一圈的劳作下来，最后获益的是谁呀？是肾，肾收获了精，男子收获了精，女子收获的就是卵，然后通过卵巢正常的内分泌调节，每个月的月经才能正常来临。

现在找到原因了，之所以得月经不调病，心、肝、脾、肺、肾五脏，哪一脏都别想逃脱干系。自己要想一想，因为熬夜情绪不好，吃不下饭，脾的供应站没有供给的时候，你有没有月经不调？心慌、气短，耗伤心血，指挥无力的时候，你有没有月经不调？咳嗽、气喘、肺气不足的时候，你有没有月经不调？大发雷霆、情绪不能自制、肝火大肆上炎的时候，你有没有月经不调？腰膝酸软冷痛，一天的工作，只干了半天，就腿沉无力，肾精毫无收获的时候，你有没有月经不调？

就像看电影对号入座一样，对号看一看，自己到底触犯了哪一条，会让亲密的"伙伴"远离自己。这样对号只是了解到一方面的因素，只是了解到了内因。

除此之外，还有更重要的外因，外因影响到了我们前面所说的月经的量、质、色，出现了量多或量少，色浓或淡或血块等。直截了当地说，虚会量少，热会量多，湿会黏稠，着凉了会生瘀，月经就会变成暗紫色或有血块。虚，前面说过，五脏失调，血生化无源，量自然就会减少。

就拿偏爱吃辣椒的人来说，现在的很多女性都有过食辣的习惯，辣会伤风动血，会让血气妄行，没有约束力，本来一天应该出 50 ～ 80 毫升的血就足够了，结果要出 100 ～ 150 毫升的血还止不住，原来一天要换一两个卫生巾就足够，现在每天都要用三四个，甚至出现虚脱，无奈之下到医院里去打止血针。

酒和肉会生湿。现在的好些女性，在喝酒方面，甚至胜过男性，恣意地去喝，湿性黏滞不爽。湿就像是在月经里掺入胶水一样，变得很黏稠，还有异味，当然同时还会引起讨厌的带下病，往往是味道难闻得分不清是来自月经还是白带。

本来鲜红的月经为什么会成为暗紫色，还有那么多的血块？着凉。爱美的女性深有体会，因为她们最明白什么是"美丽冻人"，当时是觉得美了，但这样是有代价的。当月经来临的时候，收获的全是暗紫色的瘀血块，这样倒也罢了，最主要的是痛经，就会花容失色。当然更多着凉的原因是做家务。比如说，在来月经的那几天，冬季用冷水洗衣服、刷碗，或在夏季洗冷水澡等，都会使凉入胞宫，导致经血不正常，给自己带来许多不必要的麻烦。

这么啰唆地给大家说清引起月经不调的内、外因，就是为了让大家在这些生活中的细节问题上引起注意，及早防月经不调于未然。

当归高经补血，做鲜活红润女人

《景岳全书·妇人规》中说："女人以血为主，血旺则经调，而子嗣身体之盛衰，无不肇端于此。"给妇女看病，先问月经血是否正常，调经血可以说是每一个中医妇科大夫的座右铭，只要是经血不正常，身体肯定有恙。

每个月的月经过后，因为失血，身体最虚弱，这时候不管是内因、外因，稍有不注意，疾病就会乘虚而入。内因最常见的就是虚，而外因最常见的就是寒、湿、瘀。这些都是导致女性月经病最关键的因素，补虚是首要。

有很多女性也知道，因为情绪、不良的饮食习惯和生活习惯会导致身体虚，引起月经迟来，即使来了量也很少。这些人往往都是明知故犯，来看病的时候，还觉得很无辜的样子，说没有办法，自己就是这样的生活习惯。对这样的女性，我只能说，你没办法，我有办法，不能自调，只有药调。

调女性月经病的最经典的一个方剂是四物汤。记得上学的时候为了熟记这个方剂，还自创了汤头歌，至今仍烂熟于心，其中有一句："四物归、地、芍与芎。"就是当归、熟地、白芍、川芎，这是治疗妇女月经病的基础方，很多妇女月经病，都是在这个方剂上随症加减。常用药的医生，病看久了，用药的时间长了，就会更加熟知药性，药会越用越少，原来一个方子，几十味药，慢慢地减到十几味，最后甚至是一两味药。用药少了，效果反而会更好，不但治了病还省了钱，更是药尽其用。

一味当归就能补虚，调治女性的月经病，治疗月经量少，月经来迟。每次行经前的一个星期，把加工好的当归粉直接入水冲服，每天两次，每次10克。这样坚持服一个星期，原来嘴唇淡白会变得有血色，舌质也会由淡白的血虚色变成粉中透红，这都是因为当归把血虚补了回来。

当归调治女性血虚引起的月经病，其效果和性价比远强于人参，当归在补血的同时还可以活血，只有活血，经血才能通。除此之外，当归还有止痛的效果。最让你意想不到的是，当归还可以润肠通便。当归可以说是一药多效。多数患这种月经病的人，或多或少都会痛经，而且因月经迟来，内分泌也会失调，会引起便秘，便秘就会使代谢紊乱，引起血热、上火、脸上长痘。服用当归后，原来易劳累、心慌、气短的人，会变得很精神，便秘的人会由原来的两三天一次，变成一天一次，不便秘的也会因当归润肠的作用，由每天的一次，变成每天两次，很通畅，非常舒服，代谢得快了，身体就会感觉很轻松，而且脸上的皮肤也会很光滑。

也有一些人在吃当归粉调经的时候会略有上火，但也只是轻微的口干咽燥，这没有什么大碍，可以每天喝点菊花茶或者是绿茶，稍微清理一下就会好。也可以在每天下午空腹的时候吃上一两个水果，比如说橙子、苹果、猕猴桃等，这些水果都偏凉性，也可以抵消当归的那点辛温之性。

现在西医也挖掘到了当归的好处，当归对心血管病、对扩张冠状动脉的血流量、治疗心脏病方面有很好的效果。不但如此，西医还经过临床证实，当归有镇痛消炎的作用，同时还有降血脂的作用。更重要的一点是，经过西医对当归的解剖研究证实，当归能促进血红蛋白及红细胞的生成。难怪当归有这么好的补血效果，西医在这方面还是晚了一大步，因为中医早把当归在临床上应用了几千年。

当归是四物汤中的君药，调理女性月经不调，治疗的同时更偏重于保健，这也应了中医的那句“治未病不治已病”。未病的时候，病患是潜在的，潜在的病只需保养就能不发病。所以说，用药轻盈就可以保健康，而不是等到有病了再去治，这就是用当归保健，量虽小但效更好的真谛。

女性更年期的月经紊乱是个很让人烦心的事。常说的更年期，也就是女性从旺盛走向衰退的过渡期。月经紊乱，总是不自觉地出虚汗，易忘事，无理由的烦躁，甚至不可理喻地发脾气。因为头晕耳鸣去看神经内科，用很多调节脑神经和扩张脑血管的药，都没什么效果，搞得自己严重失眠，周身的关节，不是痛就是不舒服。

怎样调理这个时期的月经？卵巢的功能衰退是这个时期的标志，如果说用什么药能让卵巢一直保持功能正常，那是不可能的，这个时期的治疗几乎没有特效药，有治更年期的更年康，有调节植物神经失调的谷维素片，还有太太静心口服液之类的保健品。这些药不能说没有效果，但比起坤宝丸效果就逊了很多。

坤宝丸一次吃 5 克，一天吃两次，每个月可以吃 15 天，可以连服 3 个月。坤宝丸里有女贞子、菟丝子和枸杞子补肾，让你的肾不虚，肾不虚，肾皮质分泌激素就会正常；有珍珠母和龟甲控制你的乱发脾气；有鸡血藤和当归补血调治你的血虚；有知母、白芍和地黄补充日益亏损的阴液。能考虑到的地方，坤宝丸都照顾到了。常有病人对我说，这么偏、这么少见的药都被我挖掘到了，我笑着说像这种廉价的好药就不能被我们遗忘。

艾火温熏，散寒祛瘀治痛经

学过中医的人对艾灸治病不会陌生，名医扁鹊和孙思邈的医书里都有记载，现在可以说是尽人皆知。现代人注重养生保健，灸疗的保健店也如雨后春笋般到处都是。还是那句话，临床治病最关注的还是疗效，这里给大家分享一些灸疗治病的心得。

灸治急症。女性痛经，可以说是急症。刚开始有女性来治痛经的时候，习惯给她用一些西药快速止痛，但西药的止痛剂有一个弊端，药物的半衰期比较短，也就是止痛的时间较短，药劲下去又开始痛，又不能老是给她用止痛药，有不良反应，不是长策。

于是我想到灸疗。恰逢一个女性来治痛经，以前她也经常来这里打止痛针，这次也不例外，要求再打止痛针。但这次我没有再打针，而是给她吃了两个元胡止痛片。吃药的时候她还不悦，并反驳说，以前吃过这个药，药性来得太慢，效果不好。我给她吃完药，让她平躺在床上，点一炷艾条，并让她感受艾灸时的温度是否适宜，告诉她感觉热的时候就点头。我便缓慢地沿她的腹部正中线、肚脐至小腹的正中线灸了三个来回，也就五六分钟的时间，她诧异地“哎”了一声，说好多了。由于现在的痛可以忍受，我给她用枕头和被子垫起后背，以半坐的姿势，让她自己操作再灸十几分钟，她欣然应允。也就十几分钟的时间，她高兴地笑着走出来对我说，以后痛经了，她可以不来打止痛针了，自己就可以搞定。这时我看了看她的舌苔，告诉她可以连灸 3 天，以后每次来月经之前都可以按这样的方法灸几次，她的痛经就可能被完全治愈。

我为什么要看她的舌苔？我是想验证一下，她的病到底好了没有。刚来的时候，因为她很痛，当时没有来得及看她的舌苔，但我可以猜想到她的舌苔和舌体是什么样。当时的舌苔应该是水滑苔，像刚喝完水一样“汪汪”地冒着水汽，而她的舌体一定会是青紫色，水汽是寒，青紫色是瘀，她的痛经就是因为寒而导致的血瘀。她走的时候我想看看舌苔的水汽还在不在，青紫色还有没有。不出我所料，舌苔上的水汽没了，舌体也变得红润起来。看到了我想要的结果，确认她的疼痛不会复发的时候，我才放她走。

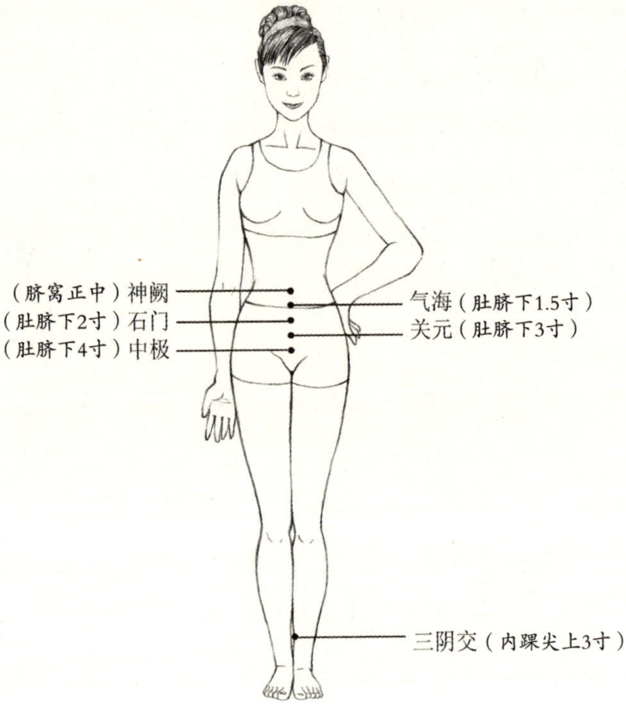

女性痛经的病因，大多就是这两个方面：寒和瘀。寒凝血瘀，经血充盈要来的时候，子宫壁会因此有痉挛性的疼痛。快速地缓解痉挛，唯艾灸的药力所能及。艾灸借火的温和热力透入身体的肌肤，通过经络和穴位的传导作用来驱寒活血，缓解子宫平滑肌的痉挛，快速止痛。这样做，也不用怕找不准穴位，用燃烧的艾条从肚脐的神阙穴，依次向下：气海、石门、关元、中极和三阴交，这些都是治疗女性痛经的必灸穴，温热至、经络通，痛自然会除。

平时痛经的时候，有很多女性吃元胡止痛片，虽说里面有擅长止痛的延胡索，但要经过胃的消化和吸收，效果未免显得慢了一些。若加上艾灸的作用，就好像是药效得到了提速，来得更快，效果更好。

如果痛经的时候，家里面没有元胡止痛片，也不要紧。一般家里都有生姜，我们可以把生姜切成薄薄的片，贴在肚脐以下的腹正中线上，依次覆盖腹正中线的那几个穴位，然后再用点燃的艾条隔姜片去灸，这样的效果也非常好。生姜可以温中散寒，它可借助艾灸的温热直透穴位和脏腑，寒病热治。原来治疗顽固性痛经也这么简单。

痛经的时候，单用艾灸或只吃药，方法单一，见效就会慢，但用艾灸，吃元胡止痛片，隔姜疗，三种方法结合起来，就像是三个臭皮匠，可以称得上是一个足智多谋的诸葛亮。

哺乳期调养，调出充盈气血显风韵

有一个哺乳期6个多月的妇女，在博客上给我这样一条留言："李大夫，你好，又打扰您了。我生完宝宝后，气血虚，奶水一直很少，就给宝宝喝奶粉了。现在宝宝6个月了。我的腰几个月来都很酸，牙齿也没以前坚韧了，头发也掉了不少，以前我的头发可是又黑又多，请问我应该怎样调理？"

她自己也知道是因为气血虚弱引起的牙齿不坚、头发干枯易掉。中医认为"发为血之余"，头发是气血所化生，花是靠水浇灌生长，头发就是靠气血生长。女人在生完孩子以后，本来就会失血过多，再加上还要哺乳，而乳汁和头发一样，同样也是气血所化生。

经常有女性问我这样一个问题，她们说生完孩子后第一个月来了月经，可到了第二个月不是没有，就是一点点，这是为什么呢？由于没有时间给她们讲那么多中医的理论，当然也因为她们听不太懂，只能这样说，鲜红的经血早就化成乳汁给孩子吃到肚子里了。听起来似乎不合常理，但的确就是这个道理。我还告诉她们，等停止哺乳以后，月经就会正常地来临。到那时候她们就会明白，这会在每一个哺育过孩子的妇女身上得到验证。

同样，牙齿也和气血有关系，中医认为"齿为骨之余"。有这样一个生物链，我以倒序给大家排列一下，"骨—肾—精—气血"，反过来解释就是：气血生精，精藏肾，肾主骨生髓。最终的根源也是要有旺盛的气血，牙齿才能坚固。有人会说，如果是这个道理的话，那停止哺乳后，是不是牙齿就不会松动？当然会好一点。但是如果在哺乳期出现了毛发干枯、牙齿松动的这些病症，还是要调理一下，因为如果不去管而继续哺乳，气血和肾精就会严重亏损，即使停止哺乳后也不易调理过来。

我回复她一个专门调补气血的方子：鳖甲 100 克、何首乌粉 100 克、紫河车粉 50 克，三味中药。鳖甲坚硬不易煎，用水 1000 毫升先煎鳖甲，水开后改文火再煎半个小时，滤渣，加入何首乌和紫河车粉再煎 15 分钟，最后加入蜂蜜 100 克，凉温后便成膏状，每天两次，每次 20 毫升。

她问我吃这个药会不会上火，因为在此期间她吃过一些补气血的药，稍一吃就会上火，生溃疡、长口疮。我说不会。因为鳖甲生在水中，是纯阴寒凉之品，何首乌和紫河车都是性温的补益剂，温和寒互相抵消，构成这个方子的药性属平性，平补之性，所以可放心地吃，不会上火。

她吃到两个月的时候，月经来了，但量很少，她也明白这是气血一点点地在恢复。更高兴的是，孩子一天天长大，对奶水的需求量也越来越多，而现在的奶水很充足，每次都吃得孩子打饱嗝。原来害怕洗头，是怕看见很多掉下来的头发。她看杂志上说，人每天掉 70 多根头发是正常的，可她原来每天都要掉几百根，洗完头后用手一捞，都有一小撮，她生怕哪天头发会掉光。现在洗头的时候，依稀可见的只有几根，腰不酸了，牙齿也不松动了，她现在才明白，原来哺乳期补气血是那么重要。

在这个方子里，紫河车补肾阳，鳖甲补肾阴，何首乌填补肾精。也只有肾中的阴阳平衡，肾阴和肾阳都不虚，肾脏的功能才能正常，精气才会藏住而不泄，气血才会得以化生，在女性特殊的哺乳期，才能提供充足的后备资源，供给充足的营养来补充气血。别小看只有三味药，每味药都可以说是一个赵子龙，智勇双全。

有句话形容少妇，说是风韵十足，其实那是气血充盈的表现，是在哺乳期的时候调养出来的美丽。所以说，女性在哺乳期的时候易虚，但虚也不能乱补，如果在哺乳期的时候出现体虚、气血不足，可以用上面的这个方子去调理，调理好后会更增女性成熟的魅力。

中国式坐月子，大多是体重飞速地增长，由一个淑女吃成一个胖子，这是中国式坐月子的特点。吃得太好，补得太过，一是为孩子吃奶，需要有足够的奶水，另外则是生孩子体虚，吃不好，补不够会落下月子病。可真的是这样吗？

其实不是这样的，过剩的营养和热量，只能变成脂肪堆积起来变成肥肉。现在生活条件好了，一般女性坐月子，不可能会营养不良。女性的奶水多少，主要跟情绪有关。女性坐月子对哺育婴儿要有伟大的成就感，什么样的环境都不能影响自己的心情，因为当妈妈的你应该知道，哪怕是一点情绪不好，都会影响自己乳汁的分泌，要学会自得其乐，充分享受这个可载入人生史册的过程。

不强吃，不过量，不吃过于油腻的食物。猪蹄和鸡蛋是女性坐月子常吃的食物，我见过一个哺乳期的妇女，一顿吃下十来个鸡蛋，这种补法只能让自己由胖变成动则气喘，反而会虚。所以说不管吃什么食物，营养够就可以，且不可过量。坐月子的女性，也要适当地活动，这样会更利于身体机能的恢复。再就是乳汁的质和量也不取决于自己吃“油水”的多少，而决定于汤或粥，多煲汤、多喝粥，奶水就会盈盈而溢。

鹿胎丸：宫廷秘方补出健康干练时尚女

前些日子，一位女性带着孩子来这里看病。看罢孩子的病，她执意不走，让老公带孩子去外面转转，说自己还有些女性健康治病的心得想跟我交流一下。久病成医的她果真一番话道破天机，不但解决了一种疑难的女性病，而且找到了一个专门为女性补虚的良药。我们聊得非常投机，竟然聊了一个小时之久，临走她还特意叮嘱我，一定要把它写在书里，通过这种方式把它传播出去，为更多的姐妹解除病痛的折磨。

她 30 来岁的时候因为痛经，被确诊为子宫内膜异位症。每次来月经就会肚子痛，无奈只能吃止痛药，止痛药最多也只能维持几个小时，更讨厌的是每次月经来，就好像再也送不走，沥沥不断地要来上二十几天，都快要和下次的月经接上头，她甚至分不清楚哪个时间应该是月经的周期。她想过要去做手术，也试过西医的激素疗法。以前，她就因为这个病导致体虚，动不动身上就会出虚汗，月经血过多，导致贫血、浑身乏力、心慌气短，不能正常地工作和生活，以致告病在家休息，几乎对自己的病失去了信心。

有一次她听别的姐妹说鹿胎丸可以治这个病，而且在网上有卖的，于是就抱着试试看的心理在网上订购了一盒。没料到还真管事，吃了两次肚子就不痛了，经血也明显减少了，可随之而来出现了别的问题：浑身燥热、鼻干、咽燥，唇边一晚上就长出了一堆水泡。她一看里面的主要成分，红参、当归、益母草、肉桂，这些都是热药，自己的体质根本就承受不起这些热药的穷追猛打，可好不容易找到了治自己病的良方，这么放弃也不甘心，于是她决心自制鹿胎丸。

她从药房里买来鹿胎两个，一个大约有 200 克，鹿茸 50 克，放在一起加工成粉，经过几次过筛，把两种药加工得非常细，放在瓷器内加入一斤蜂蜜，入锅里用文火蒸一个小时，待冷却后，把手洗干净，搓成一个个小核桃大的药丸。

她每次吃一丸，一天吃两次，饭后服用。吃了一个多月后，她的病好了，不再痛经，月经也按时来临。她的欣喜是发自内心的。她把这个方法告诉身边很多有类似情况的姐妹，大多数坚持服药的都能治愈。当然也有没坚持吃药的，她很为这些人感到惋惜，好药只需一个坚持，就那么难做到吗？

她坚持服用了两年之久，现在每天只需吃一丸，气色和精神状态又恢复如初。说到这里，看到她略带激动的表情，我也很为她高兴，同时也为她的无私和豁达而生敬意。

自古有句民谣："皇帝喝鹿血，皇后吃鹿胎。"鹿胎就是鹿生产后的胎盘，有益肾壮阳、补虚生精的功效，治痛经是因为补肾阳、壮底火、暖胞宫而起到驱寒、解痉、止痛的效果。鹿茸壮元阳、补肾精的功效相对鹿胎是有过之而无不及，这也是现在的鹿茸作为补养品，为什么要比参类更昂贵的道理。鹿茸还可强壮筋骨，治疗所有的虚症，大病初愈及放、化疗后的患者都非常适用。

好药就应用在刀刃上，治子宫内膜异位症引起的痛经，它是药到病除，补虚更是药到虚自除，熬夜、劳累而致身体消瘦、没有精神，甚至是头昏、耳鸣、两眼昏花、腰膝酸软，宫冷而致性冷淡、不孕症等，都可以自制鹿胎丸，药效远非那些保健品所能比。但如果是患有习惯性便秘，大便好几天一次，或易生咽肿、牙龈炎、痤疮之类的女性，本身就火大，吃鹿胎丸的时候，要根据自己体质的情况酌情减量。

鹿胎丸用于治病功不可没，用于保健它更是当之无愧。通过这件事让我感受最深的是，如果所有人都能像这位大姐那么豁达，你贡一方，我献一法，中医很多好药方就不会被埋没，治病养生也就非中医莫属。

痛经有三种，饮食调理各不同

看病的时候，患者经常会问我有什么好的食疗方，药能不吃就不吃。确实如此，谁都知道药有不良反应，如果只吃瓜果、蔬菜就能调病、治病，那该有多好！

我可以郑重地告诉大家，食治只是辅助治疗，真正有病还得看医生，当然辅助治疗也不可轻视，常言道“七分治，三分食”。原来要吃 10 天的药，辅助食疗少吃了 3 天，既省钱又养身体。更何况食治在未病之前的调养也至关重要。古人有句话：“不知食宜者，不足以生存也；不知药忌者，不能以除病也。”简单地说，不去想食物是凉还是热，也不考虑适不适合自己，只知胡吃海喝，不生病才怪呢！当医生的必须熟知药物的禁忌，不然不但治不好病，还会害人害己。

有患者感冒了，问我什么东西能吃，这就是医嘱。比如说你嗓子痛，确诊是扁桃体炎或咽炎，无疑是热证，平时爱吃辣椒、麻辣火锅、温性的牛羊肉，喝酒和抽烟等，这些习惯就得改一改，总不能再去火上浇油。也有患者说，在吃药，不怕它。是，你可以不怕它，只不过原本要吃 3 天的药，吃上一个星期也不见得效果有多好。相反，如果忌口，而且还改吃些素食，且经常榨点新鲜的果汁喝，比如猕猴桃汁、苹果汁、葡萄汁、梨汁等，轮换着去喝，本来医生给开了 3 天的药，只吃了一天病就好了一大半。谁都知道，治病不能总依赖药，自身还有免疫力，所以说现在完全可以停药，把剩下的活儿交给身体的胸腺和淋巴腺这些免疫器官去干，不然它们也会不劳而“逸”。

治妇科病也是这个道理，有痛经的病号治疗完，临走的时候，双手捂着肚子还没忘记问我有没有什么要忌口的。我心想，如果她要注意平时忌口的话，又怎么会导致痛经？今天我就详细地把痛经的饮食禁忌及平时良好的生活习惯告诉大家，也愿你永远不再受痛经的困扰。

详细地说经有三种痛：寒痛、热痛、湿痛。寒痛最易懂，经来的时候，有血块，暗紫色，最关键的一点就是在小肚子的地方放个暖水袋，痛就会明显地缓解，这就是中医所说的“得温痛减”的道理。治病也是这样，艾叶和附子这些热药必不可少。

寒了就要记住不能再雪上加霜，要穿得暖一点，不能再为了漂亮到深秋还只穿丝袜冻得瑟瑟发抖。在经期和经期前后，不要再碰冷水，不要再用冷水洗衣服，可以用洗衣机代替，要知道那点电费远比吃药便宜得多。食治更是如此，吃饭就更要选择性地吃，要喝粥，也可以喝点姜糖水，还可以吃点性温的水果，比如桂圆、果仁类的食物等。这个时候可以适当吃些辣椒，辣可以驱寒，还可以吃点涮羊肉，这也是温性，同样也可以抵御寒邪。如果在这些环节稍加注意，因寒导致的痛经就不再会骚扰你。

再就是热引起的痛经，这种情况虽说是少数，但也有，月经来的时候没有血块，月经的量很多，而且是鲜红色或者是淡红色，来月经的天数也比原来长。这种人都有一个习惯，爱吃辣，而且吃得很多，中医有句话：“热可以迫血妄行。”就是说本来要出一升，因为热就会出一升半到两升，痛不说，血出多了身体还会虚。如果明白了自己的痛经是热因，那就应该在忌辣的同时，吃点偏凉的水果或果汁，多吃些蔬菜。别以为这样做简单，其实这样做是在釜底抽薪，热解痛自然就会止，血也会安，月经自然就会正常。

湿也会引起痛经，你一定会说还是第一次听有这种说法。湿引起痛经的时候，前提就是白带多，白带多就是湿重。从西医的角度来说，就是白带引起上行感染导致盆腔的炎症而痛经。其实中医不外乎这个道理，是湿气淫溢上泛至胞宫而引起疼痛。

食疗治疗这种情况的痛经也不难，食物中有薏米、山药。薏米祛湿，山药健脾祛湿，可以在山药薏米粥的基础上再加点小米和赤小豆，更增强了祛湿的效果，早晚食粥，也恰似食药，既治病又可以充饥。很多女性患带下的时候，都爱喝这种粥，很多也就因为喝粥，带下病不治自愈。当然因湿而致痛经的时候，吃饭也同样要忌口了，像奶油蛋糕、肥肉、鱼虾类就必须少吃，因为这样会使湿气加重，甚至使“湿地”变成“沼泽”。

第 五 章

细心聆听身体的倾诉 :白带

带下异常就一个字——湿。西医说是抗菌，中医说是化湿，只要对症，用哪一种方法，都可以使白带减少或治愈，就不用再费尽心思去想化湿是不是抗菌。刚开始有白带的时候，只是湿重，逐渐由多变黄，那是由湿生热，变成黄带，形成湿热带下。湿热迫到极限，伤风动血，迫血下行，就会生成中医所说的赤带。

白头翁，治疗白带异常真轻松

中药苦吗？你会毫不犹豫地说："苦。"古语说，良药苦口利于病。中药虽苦但能治病，而且是治病求根，不良反应小。可偏偏就有这样的人，喝不下中药，强忍着往下咽，结果是连药带饭一股脑儿地都吐了出来。相信中医，可又咽不下中药，又不愿意打针输液，那怎么办呢？中医照样有办法。

有一位快到40岁的妇女就是这种情况，患白带病好多年了，就是白带多，因为生完孩子以后的几个月，营养的食品吃得太多，荤的肉类、蛋类为主餐，主要是担心自己的奶水不够孩子吃，怕孩子的营养不够。这样，孩子的营养倒是够了，可自己不但长了十几斤肉，而且从来不知道的白带异常，这次也算是领教了，一天要换两三个护垫。她去找中医专家开了几剂汤药，咬牙喝下去，却跟以前一样，药和饭全部吐了出来，最后一闻中药味就吐。实在是没有办法，去找西医看，前后输了两三个疗程的消炎药，一用药就好些，可只要一停药，过不了多长时间就会再犯。就这样断断续续地治了三四年，她都快没有信心了。

鉴于她的带下病没有发展成黄带、赤带或黑带，病情浅，而且又不能吃汤药，就由口服转成外用。外用的方法也很简单，用中药孩儿茶和石榴皮各10克，煎成半盆水，再放入白矾5克（大约就是矿泉水瓶盖半盖），放在煎好的水里化开搅匀，熏洗外阴处。为了让她在洗的时候达到更好的效果，我还特意给了她十几个20毫升的注射器，让她一次用一个，抽取药液，做阴道冲洗，每天这样洗一次。

治病求根，看她的舌苔白厚、小便黄，如果不彻底清除她体内的湿热，也很难起到根治的效果。这时候我想起在张锡纯的《医学衷中参西录》中有这样的一段话："白头翁住古城阴，埋没英才岁月深。偶遇知音来劝驾，出为斯世起疴沉。"张锡纯用白头翁治痢疾和妇女白带有自己的心得和体会，他说："后观西法，亦谓大肠病则流白痢，子宫病则流白带，其理相同。"也就是西医所说的人患痢疾病是因为肠道生病，泄下来的白色黏膜状物体和白带的颜色差不多，而子宫生病流下来的白带不但颜色一样，病因也是一样。治痢疾和白带是同一个治法，专治痢疾的白头翁治疗女性的带下病，也非它莫属，所以说张锡纯把白头翁比喻为"英才"和"知音"，可见张锡纯前辈在用中药上，已经是出神入化。

用白头翁煎汤喝，如果觉得药味浓，可以少放一点。这个患白带病的妇女就是这样，开始就像泡茶似的，先放一点点，泡几次喝下去，慢慢地适应，量由少至多，但每次最多也不能超过十几克，每10克可以泡服五六次。

她是十几天后来拿注射器时复诊的，这次我给了她几个妇科用的一次性冲洗器。她说洗的效果特别明显，这些天白带少多了，现在每天只换一次妇科护垫。她还有一个新奇的发现，原来解大便的时候总是不爽，当然不是便秘，就是那种黏腻不爽的感觉，原来每次如厕都要蹲几十分钟，现在不用了，去厕所里解大便，跟解小便的时间差不多，一两分钟搞定，别提有多舒服了。

我笑着看了看她的舌苔，由原来的白厚转成了薄白，体内的湿气已除，因为湿性黏滞，有湿的时候，因为黏滞，大便当然不爽；湿祛了，大便自然会通畅。这应该归功于白头翁的清热除湿之性，当然更主要的白带减少，白头翁也是功不可没。

我告诉她现在可以逐渐减少白矾的用量，三五次后，由少到无，最后单用孩儿茶和石榴皮煎水冲洗就可以了。用白矾的目的是杀灭引起白带的滴虫或霉菌，但它有轻微的刺激作用，等到痒止、白带正常的时候，就可以停药了。

孩儿茶其实就是豆科植物儿茶熬出来的茶膏，清热化痰，降火解毒就是它的功效，加工成粉外用也可以治疗宫颈炎。说起石榴皮，我们首先就会想到酸涩的味道，酸涩收敛，祛湿止带就是石榴皮的特性。用这种方法白带越洗越少，就是在清热解毒祛湿的同时，把白带收敛了回去。

这个病例其实也告诉我们一个道理，不能口服药物时，可以选择外用，也可以选择中药当茶饮，只要对症，虽说不像西医见效那么快，但能从根上彻底治愈，在不伤身体的同时，不知不觉就治好了自己的病。

有很多人不愿意或没有时间煎药、外洗，上班忙，没时间，总会有各种理由，我会给她们开中药丸，乌鸡白凤丸最适合这种情况的懒人。

乌鸡白凤丸能止带，最适合这样湿气下行泛滥的白带。乌鸡白凤丸里有补益类的人参、鹿角胶、黄芪，药性温补，可以通过脏器内服起到熏蒸的效果；里面更有收敛的桑螵蛸、芡实、牡蛎，能最有效减少带下的量。乌鸡白凤丸是中医应用多年的经验方制成的丸药，能长期应用至今，时间可以验证它的良效。

乌鸡白凤丸有水丸和蜜制丸两种。血糖偏高的可吃水丸，每次 6 克，一天两次，饭后半小时服用，连服 7 天。如遇月经期应停药，经期过后可继续服药。

我遇到过很多女性皮肤较敏感或是过敏体质，上面的这些看似简单的外用剂对于这些女性都不适用，洗完后外阴疼痛、瘙痒的也不乏少数。这种女性吃丸药就可避免出现这方面的问题。再需要女性注意的是，无论吃任何丸药，都需要看清药物的禁忌，一定要严格遵守。

治肝不护肝，水作“青罗带”

我们都见过青绿色的绿豆，可有的女性就经历过白带也会变成青绿色的过程。一个做业务、平时应酬很多的女性，一大早就来找我看病，说早上起床发现内裤上白带变成青绿色，肚子也痛，量也很多。她很害怕，因为从来没经历过这样的事情，也不知道自己为什么会染上这个病。

我没有给她把脉，只看了看她的舌头，告诉她回去用10克的板蓝根煮水喝，一天喝两三次，要戒酒和辣椒。提到酒和辣椒，她说，自己做业务很累，每次都要陪着客户喝酒。昨天晚上就是这样，本来生意没有做成，自己就一肚子气，还被人劝酒，心情也很烦闷，一怒之下，就喝了很多酒，第二天就成这样子了。

她也去医院检查过，医生说她的肝不好，还给她开了逍遥散之类的中成药。医生说逍遥散可保肝，清利肝经湿热，对自己的肝很有益处。但由于工作忙，她只吃了几次，就遗忘在抽屉里了。

我告诉她一定要坚持吃逍遥散，并且至少还要吃半个多月，可以每天再加上1片维生素C。喝板蓝根水虽然能暂时治好她的青带，但想要根治还得要靠保肝、护肝，因为病根在肝。她听了也不解，白带病怎么会扯到肝上？

《傅青主女科》有这样一段话：“肝气上逆，气欲上升，而湿欲下降，两相牵掣，以停住于中焦之间，而走于带脉，遂而从阴器而出。”她本来就白带多，体内湿重，加上业务没谈成，心情不好，肝气向上冲，再喝酒，无异于火上浇油。从中医来说，酒进入体内就是湿热，喝酒又加重了白带的湿热，轻的气向上冲，重的湿就会向下降，降到中焦的脾胃，接着又一直下行到带脉，就从阴道中排出青色的异常白带，这也正是肝所主的青色，青带病的源头在肝。

板蓝根是一味清热解毒的中药，可以归肝经，专解肝经的毒。记得有一年全国大面积流行肝病，家家都喝板蓝根水。板蓝根同样可以解酒毒，它和别的清热解毒药的区别在于，不是大苦大寒之品，吃了以后不至于腹泻。

逍遥散，顾名思义，不逍遥也消气，哪里还能生气，气降则肝自舒，因为里面含有祛湿的茯苓、茵陈和理肝气的陈皮。维生素C用在保肝、护肝方面起到的就是一种辅助治疗的作用。

她只吃了3天的药，白带就转至正常。来复诊的时候，她还问了我一个问题，她说，你为什么当时只看了看我的舌苔就知道我的病在肝？我告诉她，当时她的舌质是青色的。大家也可以注意一下身边的人，肝不好，甚至是肝炎，肝功能不正常，转氨酶升高，包括经常爱喝酒的人，舌体就是青色，绝不是正常人的舌苔所表现出来的健康色——淡红色。

所以说，我告诫那些爱喝酒、脾气暴躁、易怒、肝火大，甚至是去医院里已检查出脂肪肝、酒精肝等肝病的患者，要做个自诊，仔细端详一下自己的舌体，如果不是淡红色而是发青色，可以泡点板蓝根改善一下自己的肝，帮助肝排排毒。常吃点维生素C，也吃点逍遥丸让自己的肝停下来“逍遥”一下，不要等到肝出了问题再后悔莫及。

上面的这个人明白了自己的病因。也许在看书的你此刻也吐出舌头，看自己的舌体，在打问号的同时也在自问，自己最近到底有没有在哪方面做得不好，有没有在饮食和生活习惯中做对不起肝脏的事，要知道只要知错就改，肝还是很乐意为我们效劳的。

黄土炒黑豆，直入脾经治黄带

黄带是女性带下病中最常见，也是最多见的一种。带是湿，黄就是热，也就是湿热引起的带下。

《傅青主女科》中说："妇人有带下而色黄者，宛如黄茶汁，其气腥秽，所谓黄带是也。"黄带像浓茶，而且还带着腥臭的味道，很难闻，这也是职业女性最常见、最讨厌的带下病。

很多女性患了这种带下病，都习惯先去看西医，化验白带，做细菌培养，被查出白细胞、红细胞、霉菌、滴虫等，最后诊断为阴道炎、宫颈炎之类的妇科炎症，用抗菌消炎药 7 天、10 天一个疗程去治。起初的效果都不错，可总是时轻时重，反反复复，无奈之下才求助于中医。

一位刚过 40 岁的中年女性就是经常用消炎药治自己恼人的带下病。用她的话来说，总是反复，都快没有信心了，这次找中医看，喝几个月的汤药，下决心要彻底把病治好。

我没让她吃中药，只让她回家炒几斤黑豆，每次吃 100 克，一天两次。她有早上喝粥的习惯，我让她在早上喝的粥里加山药和芡实，打成粉，每次在粥里加入 10 克，拌匀，随粥喝下，喝到第七天的时候，带下的量就明显地减少了。我让她把黑豆改成每次 50 克，山药和芡实各 5 克，又坚持吃了十多天，没有再用一点抗生素，便治好了她的带下病。

听起来好像很简单，仅凭在粥里加两味中药就能治好顽固的带下病，有点不可思议，如果明白了其中的道理，你就会觉得只要对症，原来治病竟是如此简单。

有人说黑豆是黑色的，入肾，可以补肾强精。中医的五色养生中，只凭黑色就可以补肾之说，还有待进一步验证。我是一个多年在临床工作的中、西医结合的医生，注重的只是实效。《本草图经》中有记载 :“生大豆有黑白两种，黑者入药，白者不用。其紧小者为雄性，入药尤佳，黑大豆可解百毒，下热气之药也。”这里面说的黑、白两种豆，白的是黄豆，我们平时用黄豆做豆浆，是为了补充身体所必需的蛋白质；而黑豆则是一种解毒的药，药性和牛黄解毒片一样，可牛黄解毒片吃多了会拉肚子，因为药性峻猛，容易伤肠胃，但黑豆就不会，药性虽缓但能治根。

治女性的黄带不是喝黑豆浆，而是炒黑豆，还是用黄土炒黑豆。取普通的黄土，一斤黑豆兑一斤黄土，用炒菜的锅先把黄土炒热后，再往锅里放黑豆，改用小火炒，因为这样不易把黑豆炒焦，要不停地用铲子来回翻炒。十几分钟后，黑豆炒熟，筛去黄土，用干净卫生的毛巾拭去黑豆表面残留的土后，便可药用。

为什么要用土炒黑豆，而不是用沙子或其他东西一起炒？因为脾属土，用土炒过的黑豆就会具有土性，可以直接入脾。带下病的病根就是湿，中医管湿的脏器主要就是脾，用脾气的升清作用把湿气给化掉，带下就会减少。所以说用土炒黑豆，就是为了让黑豆直接入脾解毒祛湿，治带下病，正如《傅青主女科》中所说 :“黄带者，脾之湿也。”

带下病其实也是女性的任脉虚而生的病。任脉属阴，阴虚就会出现白带异常，只是靠黑豆解毒，显效就会太慢，所以还一定要补虚强任脉。山药就是为了补虚，芡实则是为了补肾精、强任脉、止带化湿。也不用特意地煎成汤药，只需把等份的山药和芡实加工成粉，每次在早晚熬的小米粥里加入 10 克。这个方法效果很好，不是我自创的，也是得益于《本草新编》中的一句话 :“芡实与山药同服，涩精补肾强阴，止带，各为末，日日米饭调服。”

中医不治阴道炎治带下，西医不治带下而是抗菌消炎。在我治过的病例中，有单用上面的方法便治好带下病的，也有中医、西医一块儿治的，也没有因为用药而引起什么不良反应，反倒是双管齐下，效果更好。也有一些女性在西医治得不彻底的时候，口服黑豆、喝山药芡实粥巩固疗效的，病也能很快地治好。我还是那句话，不管是中医还是西医，只要能治好病就可以医。

城市的人找豆容易找黄土难。女性的白带也是气血所化生，追根求源黄是热，带下属湿，其实生黄带病的鼻祖就是血分有热，这才是根，清血分热就能治黄带，这就是中医治病求根，让你怎么也想不到的地方。

一般我们吃药都习惯看说明书，说明书的适应证和功效上有提到自己的病症，才会吃，这叫对症用药，但我不这样，比如说能治黄带的清热地黄丸。

清热地黄丸的功效是清肝肺热，凉血止咳，用于肺胃积热，肺经火旺，引起咳嗽吐血，鼻孔衄血，咽干口渴，烦躁心跳，肠热便血，大便秘结。这里面没有一条提到可以治黄带，但您只需要注意“凉血”两个字，黄带就是因为血分有热而致湿热带下。

清热地黄丸里有生地黄、丹皮、栀子，这几味药都是在清血分热。如果血分没有热，带下就不会黄，正常量、不黄的带下不是病态，血分热清了带下很快就会变得清稀无味。

清热地黄丸是蜜丸，每次要吃两丸，一天两次，饭后半小时吃，可连服 7 天。如果吃药期间月经来临，需要停药。如果出现轻度的腹泻属正常现象，停药后腹泻自然会好。

太多的中药有异曲同工之效，完全是由药性所决定。以后中医的医生再给你开中成药的时候，虽说在说明书上没能找到对应自己病的症候，也不必惊讶，大可放心去吃，这里面的玄机唯有中医知道。

火热伤津液，带下也焦黑

有一次做饭，因接一个朋友的电话，聊得尽兴，竟然忘记锅里煮的米，直至闻到煳锅的呛鼻味，才赶紧跑过去关掉燃气阀，锅底都是水耗干后的黑渣。在庆幸没有发生火灾的同时，也让我想起了一种病，女性的带下病——黑带，患者在述说自己带下病的时候，会说："怎么我的带下会像这种锅底的黑色残渣，这是怎么回事？"

很简单，就三个字："耗干了"。就像做饭一样，火把水都给耗干了。本来是正常的"津津而润"的带下，被火和热耗干了，只剩下这些黑色的残渣遗留在内裤或卫生巾上，这是体内的这把火烧得太过了。

这把火来自胃，也就是中医所说的胃火，而助胃生火的根源就是管不住自己的那张嘴。现在有很多女性都爱吃辛辣刺激性的食物，有一种无辣不成席的饮食习惯。用她们的话说，不吃辣就一点胃口也没有，没有食欲。更有一些女性说，要多吃辣，吃辣可以美容，能延缓衰老。原来酒多数是男人喝，现在的都市女性也爱喝酒，能喝酒的也大有人在，白酒、啤酒，再加辛辣的下酒菜一股脑儿地往下灌，就像一团火，从口入胃，进肠道。火是从下往上烧，而这正好相反，是从上往下烧，一直烧到胃肠，烧到女性的胞宫，把体内的水分都蒸发掉了，白带蒸发完了只剩下黑渣，小便的水分蒸发后也会变得又黄又少，而且还会觉得尿道口处发热，排尿疼痛。

这就是中医所说的，火热耗伤津液。同样是因为大便里水分的含量过少，也会引起便秘，原来每天大便一两次，很正常，现在四五天也不来一次，干燥，排便也很困难。原来行经需要一个星期左右，量也正常，可现在只来两天就没了，量也很少，自己还纳闷地自问，那血呢？都到哪里去了？血也都被火耗干了。

白带变成黑色，同样舌苔也会变成黑色，观舌苔知胃火也是中医看病的特点。你看病的时候，医生只看看你的舌苔，就好像每天都跟着你吃饭，把你平日里吃饭的嗜好说得一点都不差。你觉得中医很神奇，其实这里面没有什么，因为你吃的这些东西都写在舌苔上。

正常人的舌苔是薄薄的一层白苔，像罩了一层霜，霜就是胃气，说明胃的消化功能正常。有胃火的时候，舌苔会由白变黄，如果胃火越烧越旺，炽盛到极限的时候，舌苔就会被烧焦变黑。早上刷牙会把你吓一大跳：怎么突然间舌头变成了黑色？

找到了病因，清胃热、泻火、治黑带就成了重中之重。中医说了，苦可以清热。说到苦，都知道黄连最苦，黄连就是清热、泻火、燥湿的良药。可以把黄连泡成水喝，每次泡 10 克，每天可以用开水冲服五六次。喝黄连水的时候，苦得让你难以下咽，没办法，这正是良药苦口利于病。实在喝不了黄连水，可以吃黄连清胃片和黄连清胃丸，这样虽说药效轻一些，但也能起到清胃火的作用。

当然只喝黄连水是不能完全治好黑带的，所以要标本兼治，最简单的方法就是妇炎平胶囊外用。白天不方便没有关系，每天晚上睡觉前用一次就可以了，用净水洗干净外阴，把胶囊放在阴道内，每次两粒，每天睡前用一次。妇炎平这种药现在被中医和西医都广泛应用在临床。中医认为里面含苦参、蛇床子等，能清热、燥湿、止带、杀虫；西医药理研究，妇炎平能抗霉菌、杀滴虫，治疗妇女带下病。

说起苦能泻火，食物中苦瓜也很苦，也能泻胃火，这时候可以吃些凉拌苦瓜以助黄连泻胃火，等到自己的黑舌苔由少到无的时候，黑色的带下也随之消失。再好的药也不能适应每一种体质的女性，比如四肢冰凉、身材瘦小的女性，本来脾胃就弱，体内就缺水，黄连清热燥湿的同时也会消耗体内大量的水分和津液，所以这种情况的女性不能用这种办法。

最后说到这里，生过病的你，就别再让大夫苦口婆心地叮嘱你：要管住自己的嘴，不能吃这个，也不能吃那个，酒和辛辣要不沾或少吃。

我们都体会过吃辣多了脸上会长痘，皮下会长痈或疔疮，这些热毒攻击女性妇科，就会让带下变成咖啡色或偏黑。食辣过多，女性的阴道壁也会有灼热的感觉，这是因为阴道内黏膜充血引起，以前患过阴道炎或宫颈糜烂的人，阴道黏膜层就会出血，血挟热带下就会呈现咖啡色或黑色。

通常这种情况都会去做妇科检查，先是尿常规，里面会有白细胞或夹杂少量的红细胞，还会在白带常规里找到各种致病菌，西医的治疗就是输液或冲洗上药。输液是用抗生素，再用甲硝唑或制霉素片研成细末于阴道内上药。这样用效果的确不错，但从耐药性和抗生素对身体的副作用方面讲，我都不建议大家用。

治病寻根，病在辣生热，肯定要先戒辣，再清热。戒辣容易，不吃就罢了，但辣生的火已入血，怎么样去清，这就如同身上起了疔疮，可不单是戒辣病就能好，还要吃清热排毒的药。治这样的带下也是如此，同样是清热泻火，清热地黄丸的药力就显不足，需要用比清热地黄丸药性更猛的连翘败毒丸。

连翘败毒丸清热解毒，散风消肿。用于脏腑积热，风热湿毒引起的疮疡初起，红肿疼痛，憎寒发热，风湿疙瘩，遍身刺痒，大便秘结。同样在连翘败毒丸的功效上也没有找到可以治带下病说明或适用症，但凡因火热引起的身体内的诸多症状它都责无旁贷。

连翘败毒丸是水蜜丸，每袋 6 克，一次一袋，一天两次，连服 7 天。服药期间，阴道内灼热感消失，就说明阴道内的黏膜充血和炎症减轻或消失。如果不是严重的三度宫颈糜烂，完全可以不上药，用温开水清洗就可以。当然这期间一定要禁止房事，才能给阴道内黏膜一个合适的修复时间，病才能及时痊愈。

需要提醒大家注意的是，体内有火和热的时候，大便也一定是干结的。如果大便偏稀或有腹泻，那你的病因就不是体内有热毒。连翘败毒丸清热毒效果很强，多数人都会引起腹泻，所以本身脾胃弱，易腹泻的女性一定要慎用。

赤带：清热化湿生吃白萝卜

一天中午，一个好朋友突然打来电话说，他的老婆病了，在诊所里输了两天的液也没有见好，问我在不在，想过来看看。朋友的事，肯定是欣然应允，乐意接受。

朋友的妻子说，因为平时有白带，也经常带卫生护垫，还不到来月经的时候，突然上面有很多像月经似的血样分泌物。开始以为是月经提前了，可仔细一查不是，是血样的白带，而且还有恶臭的味道，很难闻，量还很多。诊所的大夫说，是带下异常，得先止血，然后再抗菌消炎。于是用了两天的止血药加头孢霉素，血是稍微少了一点，但病情没有多大的变化。她很是着急，从未经历过这种情况，怕再引起别的并发症，治病心切，想起求助于熟人。

单位每年都给她们体检，最近刚体检过，没有宫颈糜烂，也没有什么子宫肌瘤，就是白带有点多，由于没有大问题，所以也没当回事，就没有用药，以为过一段时间自己就会好。前两天老公刚发了薪金，想出去放肆吃一顿，于是就吃了一顿香辣虾，当时还觉得辣得爽口、舒服。可早晨起床就成了这个样子，把自己整得一头雾水，怎么也没有想到会这么严重。

我没让她再输液，给她开了两味药，丹皮和黄柏各 100 克。问她家里有没有云南白药，她说有，因为家里难免会有谁受个外伤，也是必备药。让她把丹皮和黄柏用开水冲泡后，滤渣，冲服 3 小勺云南白药粉，每次丹皮和黄柏的用量不宜过大，也就各六七克，因为量大了很苦，会难以下咽。同时，回家后还要用丹皮和黄柏各 10 克煮水，坐浴熏洗外阴，由于刚煎好的水烫，就要先坐在上面熏，等到温度能适应的时候再用手洗。我还特意告诉她，洗完了不要再换清水冲洗，因为残留的药物更能发挥很好的疗效。辣的东西是不能再吃了，除了忌辣之外，还要特意吃上几天生的白萝卜片，在午餐和晚餐后两个小时，吃两次，每次吃如苹果大小的量。

输液要 7 天一个疗程，这是输液的时候大夫跟她说的，她照我说的办法也是 7 天一个疗程。刚开始喝的时候，因为丹皮和黄柏泡得浓，有点反胃，就泡淡了一点，冲服了两天云南白药，血就没有了，带下的量也少多了。停用云南白药后，接着又用了 4 天，一个星期后差不多就全好了，还特意打来电话道谢。

带下异常就一个字——湿。西医说是抗菌，中医说是化湿，只要对症，用哪一种方法都可以使白带减少或治愈，就不用再费尽心思去想化湿是不是抗菌。刚开始有白带的时候，只是多，没管没治，那只是湿重；逐渐由多变黄，那是由湿生热，变成黄带，形成湿热带下。朋友的妻子是因为过食辛辣，使湿热迫到极限，而伤风动血，迫血下行，生成中医所说的赤带。

云南白药不但可以外用治外伤，也可以口服起到很好的止血作用，不管是哪一经、哪一络，它可以直接入胃，修复胃黏膜，治胃炎，甚至是胃溃疡，也可以入膀胱治血尿等，都有很好的止血作用。当然治赤热引起的带下也不例外。

丹皮性凉，可以让炽热躁动的血液安静下来，它专管的工作就是清热凉血。黄柏是为了燥湿化带，它就是湿的克星。丹皮和黄柏内服加外用，血凉了就会止，湿化了带下自然就会正常。找到了根源，赤带也不是什么难治的病。另外还要记住一点，丹皮会动胎气，怀孕的女性忌用。

为什么还要让她生吃白萝卜，就是因为她吃了辛辣的食物，白萝卜性凉，可以清理辛辣带来的胃肠实热。白萝卜味还有点辛，这辛味就是我们生吃的时候，舌头的那点不舒服的感觉，别小看这点辛味，这就是专门化湿的“利器”。

最后告诫女性，赤带是带下病中最重，也是最难治的病，为什么要每年体检，就是为了有病早防、早治。就算没条件去体检，有了带下病，有了湿，可以按书中的方法及早去治，不要等湿变成湿热的时候还蒙在鼓里，还不知道忌口，去吃辛辣，再火上浇油，变成赤带，等病由浅入深的时候才后悔。

隔茸灸，温热化湿治疗带下有奇效

用艾灸治疗女性带下病，就如同这样的感觉：一块被水浸透的湿地，用燃着的艾条经过几次的炙烤，慢慢地，水湿气会被清除，地就会变干。带下属湿，除湿就能治带下，治带下病需用燥湿的中药，灸疗通过温热透穴、通经络化湿也不外乎这个道理。

一位40多岁的女性患带下病多年，想了好多办法都没能彻底治愈，一个朋友说灸疗效果不错，让她去试试。有病乱投医，反正是保健的物理疗法，治不好也不会治坏，她就办了张灸疗的会员卡，连续做了十来次。

效果不错，来这里看病的时候，她一直夸赞灸疗的功效，还说要坚持做下去。她除带下病之外，还腰酸、腿软、性冷淡，食欲和睡眠也不太好，一把脉，尺脉沉细，肾阳亏损的症状，其实她的病是先在肾，后及脾，最后才导致带下不正常。

我让她回家自己做艾疗，艾条几块钱一支，完全可以自己回家去做，既省钱，还不用特意安排时间，在家里想做就做。我还给她开了几片鹿茸，还有3盒金匮肾气丸，告诉她按我说的方法去做，很快就会好。

艾疗，腹正中的中极穴、带脉、脾俞、肾俞、阴陵泉和三阴交，我让她每次艾疗之前把鹿茸片用水浸湿5分钟后，盖在穴位上，用艾条隔鹿茸片去灸，每次每个穴位一直到灸干、灸热后，再灸3～5分钟。换另一个穴位的时候，重新用水湿透再灸，每个穴位像这样连续操作3遍，同样10

日为一个疗程，回去后再连服10日的金匮肾气丸，10日后复诊。

也就十几天，真有如隔三秋的感觉，想象十几天前一个肾阳虚损、性冷淡、患带下病的女性，和眼下一个腰不酸、受性爱滋润，且带下病康复的她，完全是两个人。她真没有想到这么简单的方法，治愈了她的带下病、女性病。

中极穴正处于女性胞宫上面的位置，要想化湿治带下，这个穴位必灸，这个穴处可以垂直作用于胞宫这块“湿地”。

带脉主管带下，在侧腹部，章门下1.8寸，第11肋游离端下方垂线与脐水平线的交点上，两侧对称互灸。找准穴位后，可以这样做：站起身来，用薄的湿纱布固定鹿茸片，左右手各拿一支点燃的艾条，对称艾灸，灸热后，用氯霉素眼药水那样的空瓶，抽足0.9%的生理盐水，像滴眼药水那样再次把鹿茸片滴湿，再灸热，连续灸3次，灸带脉结束。

下面依次是脾俞、肾俞、阴陵泉和三阴交。灸脾俞是为了增强脾气，理胃口的同时，用脾气升清化湿的功效，从脾的根源上解决带下的湿气。灸肾俞是为了强肾阳，温化女性的带下。无论什么时候也不要忘记肾阳这个底火，我们都说人接地气才不会生病，其实胞宫只有接肾气，才不会性冷淡，带下才会正常。

湿气会下行至大腿内侧的阴陵泉和三阴交。带下病的女性仔细看一下大腿的内侧，沿足太阴脾经的一条线向下，大多都发青紫色，偏胖一些的女性虽看不见青紫色，但用手轻轻一压都会觉得有疼痛感，这都是湿重的病态。阴陵泉和三阴交都是阴穴，也是湿气最喜欢的藏身之处，艾灸这两个穴位是让湿气上行不能，下行无处，上下夹击，最终把湿气彻底驱逐于体外。

金匮肾气丸是治肾阳虚的药，在治疗性冷淡、腰膝酸软的同时，通过内服药物补肾阳，也是为了间接地温化湿引起的带下病，结合艾灸的物理疗法，起到内外通治的效果。

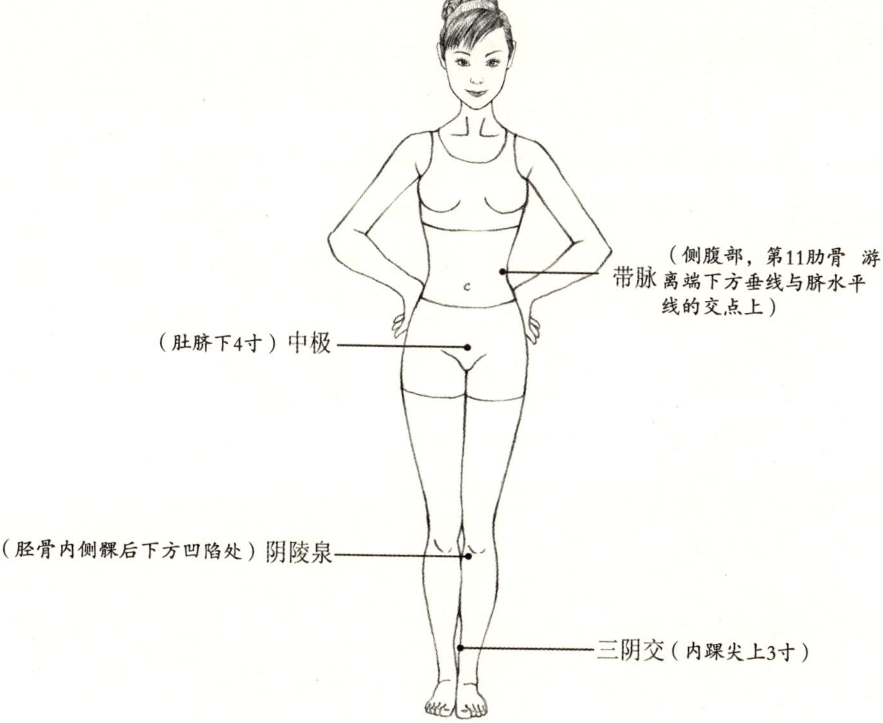

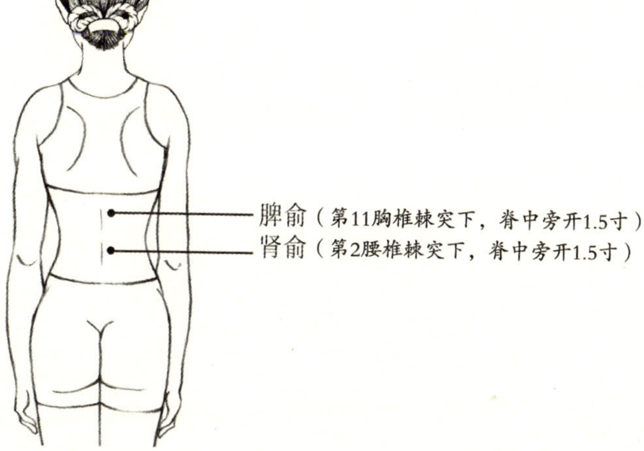

鹿茸是一种什么样的中药？你一定会说，是壮阳药。的确，鹿茸内服

可以壮阳，提高性功能，但盖在穴位上灸疗外用，通过药性的渗透就多加了补的功效。单靠灸性的温热，没有补的功效，那灸疗就是势单力薄、孤军奋战，隔鹿茸灸疗可以说是治病的援军、生力军。

一张艾灸的会员卡要 1000 多元钱，只能做十来次，而你自己买来艾条和几片鹿茸，也不过几十块钱，省钱就不用说了，最主要的是效果也更好。早一日康复，早一日恢复健康美丽的你，再次唤醒昔日的青春与活力。

健脾祛湿，预防白带，食疗才是“上上”招

找西医看带下病，多数是化验检查，打消炎针、输液，一个疗程接一个疗程，有的女性一提起带下病需要输液，不是急就是麻木。其实这不是当医生的医治无方，而是自己不知道通过食疗和调理生活中的细节，导致带下病反复发作。人往往都是这样，只知道有病了去治，却很少从自己的身上找原因去防。

我们三番五次地提到湿是引起带下病的罪魁祸首，只要我们防湿，就能做到无湿不成患。

有女性来看带下病的时候说，最近吃饭特别没胃口，消化很成问题。结果一看她的舌苔厚得足有半厘米，这对患者来说可能觉得没什么，只是有点消化不良，可大夫一眼就能洞穿里面的玄机，你的湿引起的带下病的根源在脾胃。于是本来治带下病的，大夫反而给你开了几种治消化的药，如多潘立酮、清胃黄连片、健胃消食片等。当时你还一头雾水，结果吃了几天药后，吃饭香了，白带也逐渐减少，这时你才体会到中医是如何标本兼治的。

舌苔厚是湿，白是寒，组合起来舌苔白厚就是寒湿。你一定会问，脾胃湿和带下有什么关系？胞宫和胃肠同在一个躯体里面，胃肠在上，胞宫在下，正好应了湿的一个特性，湿性趋下，也就是说，湿是往下走的。女性躯体的最下面是胞宫和阴器，所以说它想躲都来不及，只能变成带下分

泌出来。对付寒湿有一种温胃散寒也可以除湿的药，就是附子理中丸，理中就是祛除体内的寒湿。有人说多潘立酮是一种促进胃动力的药，和祛湿有什么关系？其实从中医的角度来讲，促进胃动力就是健脾助消化，湿除了胃口自然就会好，消食片里健胃助消化的神曲、山楂、麦芽之类也是这个道理。也就是说，从源头上解决湿，带下自然会安。

有的人舌苔黄厚，大便干燥，小便黄，带下也不正常，这是怎么回事？这是湿热，舌苔厚是湿，黄就是热，组合为黄厚就是和上面相反的湿热。如果是这种情况，吃附子理中丸这类热性的健脾药，不但解决不了湿的问题，而且还会加重。所以就得吃清胃黄连片，黄连是凉性，可以清热燥湿，在这种情况下用可以说是一举三得：第一，可以除湿、健脾胃、助消化；第二，可以从根调治湿热带下；第三，可以清泻肠道热，治疗便秘，起到通便的作用。

当然不是每个医生都能诊清你的病情，并合理地用药，也不是每个女性在患了带下病的时候，能完全弄清自己生活中的哪些细节需要注意，需要防治，今天我们就详细地把带后注意的事项说清楚。

带后不要再加重体内的湿气，最好不要泡澡，要禁止盆浴，少吃肉类、油腻、不易消化和辛辣的食物，还要节制房事，不要去泳池游泳，以免把病带给别人。

泡澡和盆浴是会重复地交叉感染，泡澡水湿浸淫皮肤更会使湿气加重。肉类、油炸和不易消化的食物本身就不易消化，在湿重的情况下就会给脾脏再多背上一个重包袱，使原本除湿就辛苦的脾脏再多一重负担。

另外，助湿生热的根源就在于爱吃辣椒，这就是你为什么会感觉到白带由原来的没味道而变成恶臭的缘故。南方人爱吃辣椒是因为当地的气候湿润，湿气重，但如果体内有了湿气而产生带下病的时候，再这样吃不但解决不了病情，还会使病情加重。

如果房事过多，从西医的角度来说，不管带下是因为霉菌还是真菌引起的感染，过多的性接触容易传染给对方，这也正是西医在治疗女性带下病的时候，要男女同治的道理。从中医的角度来说，房事过多，会耗伤阳气，也就是肾阳之气，会感觉到腰酸、腿酸、精神乏力，这都是肾阳亏损的先兆。肾阳亏损的时候带下病会加重，因为肾阳的温煦作用不足以化带。

带下病也可以不打针输液就能解决问题，在你看来这种病很顽固，其实它的致病机理很简单，防起来也很容易，就像一层窗户纸，一点就透，点透了不要明知故犯就可以了。

第六章

从头到脚的健康护理（一）

有个成语叫“釜底抽薪”，我们都明白什么意思，那你也应该明白“釜底无薪”是什么意思，“无薪”就是没有“底火”。人的身体也是这样，没有“底火”，身体就会发凉。这“底火”在哪里？是肾。肾精虚，“无薪”而“底火”不足，肾阳虚引起虚寒证。为什么看舌苔就知道是虚寒？这是肾阳虚不能治水，导致水汽上浮于舌苔。

口腔溃疡：猪胆汁加维生素 B_2，一剂轻松除

什么最苦？你首先肯定会想到黄连，其实比黄连更苦的是胆汁，是猪胆汁。人都说良药苦口，最苦的猪胆汁的确是一味良药。我在用这个药治病的时候，还有一个小故事。

一个市场上卖猪肉的张大姐，经常来这里看病。有一次她患了口腔溃疡，吃了好些药，用了好多口腔的贴膜效果都不好。她很发愁，疼得她工作也干不好，嘴里支支吾吾的连话都说不清楚，本来是想找我开点输液的药，输几天液，早点治好，也好安心地做生意。

她来这里看病时，我首先闻到的就是她一身的肉腥味，由猪肉联想到她的病，让我想起了猪胆汁。我说不用输液，并告诉她，她的店里就有专治口腔溃疡的妙药，她很纳闷，还以为我是在跟她开玩笑。我郑重地告诉她，这个妙药就是猪苦胆，我问她家里有猪苦胆吗？她说当然有，卖猪肉的能没有猪苦胆吗？

我让她拿新鲜的猪苦胆，用刀子剖开一个口子，用干净的瓷碗接住流下来的黑褐色的猪胆汁，然后把碗放在液化气炉子上面加热，要用微火逐渐加热，以免大火把瓷碗烧裂，等把胆汁里的水分完全蒸发掉后，关火。待碗自然凉后，用小刀刮下瓷碗上面的胆汁粉，要小心地操作，小心不要伤到手，把刮下来的粉放在干净的纸上，把纸反折过来，胆汁粉夹在中间，放在案板上，用瓶子来回擀，加工成更细的粉。

一个猪胆汁加工后的猪胆粉也就几克重，别小看这几克，药以精为贵。然后再用同样的办法，把维生素 B_2 加工成细粉，和猪胆粉拌匀，这样就制好了由猪胆汁和维生素 B_2 构成的专治溃疡的溃疡散。

说起来复杂，做起来倒也不难，张大姐一听说这就能治自己顽固的口腔溃疡，既省钱，效果又好，更何况自己不用到处去找猪胆，具有这得天独厚的便利条件，自然是乐意去做。

张大姐自从那次走后，好久也没有来。也记不清过了多长时间，她又来门诊找我，说起上次治口腔溃疡的经历，她的感触很深，用猪胆汁制的溃疡散外涂了两次，每次用棉签蘸着涂了一点，溃疡就好了。

这次她来是因为自己上中学的儿子患了中耳炎。来的时候她的手里还拿着一个小瓶子，里面就是上次用剩下的溃疡散。她问我，这么好的药是不是也可以治中耳炎？我说当然可以，其实我一直在用这个方法给很多人治中耳炎，效果非常神奇，只是用法我要特意叮嘱一下大家。

用溃疡散治中耳炎的时候，要用医用棉签把耳道内的分泌物清理干净，然后蘸双氧水（过氧化氢）清理一次，最后用医用的输液器（记住要买没有开包的、没有用过的输液器。有些人图便宜，去诊所里找人家要用过的输液器，这样绝对不可取），把一次性输液器打开，用剪刀剪 10 厘米长一段，一头剪成 45 度角的切面，用手抓住另一头，插入溃疡散里，这样溃疡粉就会被塞入输液管里。输液管里溃疡散要装多少呢？大约 1 厘米长度。把装好的溃疡散放在耳朵口处，向里伸入一指深，另一头用嘴轻轻一吹，药就会均匀地喷在中耳道内，一天只用一次，也就两三次，再顽固的中耳炎、耳道流脓，也一样搞定。

猪胆是大苦大寒之品，中医专门用它治疗聤耳、痈肿疔疮、溃疡之类热毒引起的病，猪胆汁正是猪胆里面最精华的部分，药效更是强于猪胆 10 倍。我们都知道患了溃疡要吃维生素 B_2，也就是核黄素，是因为缺乏核黄素才易引起溃疡，和猪胆汁在一起外用，补核黄素没有那么快。这里面真正起作用的是猪胆汁，猪胆汁的功能就是清热、解毒、消炎、生肌，加入维生素 B_2 可使溃疡局部快速地补充维生素，另外就是起辅助治疗的作用。

我还经常把溃疡散用于一些体表长疖子、疮毒和一些蚊虫叮咬之类的皮肤病，把溃疡散用凉白开水调匀后，涂在创面上，效果也很好。

前面的张大姐更是有意思，开始她想，这么好的方子，她想据为己有，甚至想作为家传秘方，传给后代。可后来转念一想，自己太自私了，这么好的方子哪能据为己有，应该造福于人才对。于是，就用好多的猪胆汁和在药房买的维生素 B_2，加工了一小瓶溃疡散，特意送给我，让我给大家治病。我拿着药，感激之情溢于言表，这就是一个平凡人无私奉献的真情！

中耳炎、口腔溃疡这些西医名词的病，清热地黄丸也可以治。通常病人患了中耳炎会用消炎的滴耳液，会口服消炎药，口腔溃疡会用激素类的易可贴外用，这是西医的治法。在很多人抵触用抗生素的这个时代，我建议大家用清热地黄丸来替代抗生素。

中耳炎有两种情况，一种是干痛，另一种是耳内感染流黄水。干痛多是因为火，肝火或内热过食辛辣等这些因素；耳内流黄水多是因为外力掏耳朵引起，人为的因素导致中耳道或内耳道损伤溃破，炎性渗出而流黄色分泌物。除用上面的猪胆汁粉外，也可以用双氧水（过氧化氢）冲洗耳道，可快速减少耳内分泌物，干结后再用粉效果更快。因火热而致的耳内干痛最适合用清热地黄丸。

口腔溃疡西医诊断为维生素缺乏症，但远水解不了近渴，就是连服三个月的维生素也难明显见效。长期口腔溃疡的病人肝火大，脾气急躁，稍动气就会发火，经常嘴苦、肋胀、鼻出血、大便干，没有喝水和吃水果的习惯，清热地黄丸专门对付这类人。

清热地黄丸是蜜制药丸，每丸 6 克，一次两丸，一天两次，口腔溃疡的病人要吃 15 天，中耳炎的病人吃 7 天便可。像这种清热凉血的药，药性没有那么生猛，也不会过多地刺激胃。为了使药效更强一些，可以在饭后一小时服用，这样效果会更好。

一个好朋友的女儿患多年的口腔溃疡，多处求医无果，以至于疼痛吃不下饭，一年内瘦了二十几斤。她常年吃复合维生素类药片，我让她在吃清热地黄丸的同时，一天两餐水果，各种各样的水果调换着吃，改掉不爱喝水的习惯。如此只用了半个多月的时间，烦扰她多年的口腔溃疡病好了，她的感激之心无以言表。

水果里的维生素是最天然的，没有经过任何的再加工和处理，廉价而且好吃，人本应该就是食素的动物，在这个充满荤和欲的年代，水果就是“人参果”，其健康价值远超很多良药。

狐臭：冰片、麝香膏加红霉素软膏还女性幽幽体香

“大夫，我都做过手术了，可为什么我的狐臭还没有好？一起上班的同事们总是用异样的眼光看着我，有的甚至见了我就躲，我都快受不了了，您给我想想办法吧？”一个工作了五六年的职场女性，近几年患了讨厌的狐臭，不是遗传，因为其父辈根本就没有听说过有这种病。她一直在职场上打拼，工作也累，总是熬夜，近两年不知道怎么了，腋窝下的体味越来越浓，原来以为是洗得太少，不卫生，就特意地每天多洗几次，可不但没有减轻，反而加重了，到医院里一查说是狐臭。做过微波等理疗，吃过中药，办法用尽了，钱没少花，病也没好。结果一狠心，去做了手术，用手术的方法把腋下的汗腺给切除了。由于当时是夏天，天热，总是爱出汗，伤口还差点化脓感染，输了好几天的消炎药，伤口才愈合。也不知道是因为没有切干净，还是什么原因，狐臭还是没有根治，她都快失去信心了。

看看她的腋下还有手术后留下的瘢痕，并且局部的皮肤发红，还有很多湿疹样的疙瘩。当然狐臭的味还是照样有，尤其是抬起胳膊的时候，一股怪味儿会扑面而来，确实很令人尴尬。

手术是不能再做了，由于当时伤口因感染未能及时愈合，疤痕很多，即使再找西医动手术也不好愈合，只能外用药。为治好湿疹样的疙瘩，先用红霉素药膏进行局部消炎，然后再用透达肌层除秽气的中草药外敷来除异味，彻底治愈狐臭。

我让她每天晚饭后洗澡，用香皂把腋下洗得很干净，然后像西医做手术似的把腋下的腋毛用刮胡刀刮干净，晾干，涂上红霉素软膏。涂上药后最好是躺在床上把手上举，十几分钟后，药物才能很好地吸收入皮下。只用两天的时间，她腋下的湿疹样红疙瘩就没有了。我让她在药房里拿了 20 克冰片和 1 克麝香，把冰片和麝香加工成细粉，拌在一起，用医用的凡士林调成膏状，装到一个密封的小瓶里，放在冰箱里冷藏备用，每晚睡前涂腋下一次。她很是细心，涂上药后，按医嘱躺在床上，双手上举，晾上半个小时。

大约也就半个月时间，她又来找我，脸上堆满着笑，一猜就知道她的病已经好了，这才跟她聊起发病的缘由。

狐臭的病因按中医讲就是体内湿和热较重，腋下的汗腺通过发汗排湿除热，这也是西医所说的调解内分泌的一个途径。为什么我们平时正常人出的是汗味，患狐臭的人出的是恶臭的味道呢？这就是“郁”出来的病因。患狐臭的患者，大多都有一个典型的特征，就是舌体发青，舌苔厚重，严重了是黄厚苔，青就是肝“郁”，舌苔黄厚就是体内的“湿热”重。因为湿和热排出不畅，“郁”使湿热变质而发臭。“郁”是因为劳累的工作、熬夜、发愁、易怒、精神不好等导致内分泌失调，汗腺排出不正常，湿热郁阻。更有一部分人是因为不洁的生活习惯，使腋下的汗腺不通，诱发狐臭。西医在研究狐臭的病理上没有更科学的解释，甚至归属于先天的遗传，这个因素是很少的，我们很少见哪一个刚生下来的孩子就带有狐臭。

《本草纲目》中说：“麝香，开窍，辟秽，通络，主辟恶气。”而这恶气就是狐臭。冰片和麝香的味都有很强的辛味，辛味在中药中的效果就是透的作用，正如《医林纂要》中说：“冰片，辛香之气，固无不达。”也就是说，即使皮肤牢固得像城墙，冰片也能穿透。难怪冰片和麝香的组合能有这么好的效果。

虽说狐臭不是显性的遗传基因，但当你劳累、熬夜、情绪不好的时候，狐臭就会不请自来，等你发觉的时候，它已经在你的腋下安家了。所以说再累也别忘了休息，情绪再不好也不要忘记舒展、释放自己的情绪，清洁自己的腋下，不要让狐臭这种小病乱了大方寸，才能做到自己不烦，别人不扰。

很多病人反映买不到纯天然的麝香，能买到的也太贵。的确，现在纯天然的麝香少而且珍贵，所以借此书改版之际，我再告诉大家一个最廉价的治腋臭方，这个方子就一味中成药——明矾。

明矾为中医皮肤科最常用药，又称白矾。明矾性味酸涩，寒，有毒。外用明矾就是用它的抗菌和收敛的作用来治疗腋臭，收敛可抵制腋下腺体的分泌，抗菌作用可治疗腋下毛囊的炎症。

外科治疗腋臭通常用手术的方法切除腋下的汗腺。毕竟是手术，也常有手术失败者，也有瘢痕体质者不适合手术。体内的任何一个分泌腺都不是闲置无用的，分泌腺可通过分泌排出体内的毒素，腋下腺也不例外，用中药外用治愈腋臭是让腋下腺的分泌功能恢复正常。

外用中药不需要多大的量，一次用量 10 克，加工成极细的粉末，分成两份，每份 5 克，用无菌纱布包裹三层，胶布粘成小包，剃净腋下的汗毛后，把包好的药置于腋下，用纱布固定，每包放置一至两天后换药，这样重复 15 日为一个周期。

不管是冬天还是夏天，腋下的部位最易出汗，汗液最易浸透纱布后使药性得到挥发，使作用于腋下的皮肤达到治疗的目的。

还有一种方法就是用医用凡士林调明矾粉后外用，这个方法只能是晚上用，第二天早上洗净，可连用十几日，这样药效更能直接吸收。

明矾可让你辟除身上不该有的秽气，材料易求，价廉效果好。再好的方子都不应该沉睡，惠及于民才是正道。

肝火旺：刮痧泻火让女人拥有平和好性情

一位35岁的女性，结婚10年，孩子7岁。因感情的问题，这几年夫妻之间总发生口角。今年体检的时候，她被查出有中度脂肪肝和乳腺增生，医生给她开了中成药的护肝片和复合维生素B，还叮嘱她要定期复查。看着检查单，她的怨气更多，她认为自己这一切都是因为对家庭的付出而造成的，还得不到家人的理解。她一是来向我倾诉自己的苦衷，二就是来请我给她治病。

好多女性患者把我这里当成一个诉苦站。有患者说，您整天听我们诉说这些无聊的家庭琐事，不觉得烦吗？不烦，只要我有时间但说无妨，说出来心里就会舒服些，还有利于病情的康复，从心理疗法来说，这也是治病的一部分。上述的这个女性也不例外，当时正好患者也少，连看病加聊天足足占用了我一个多小时。

她有些胖，脸色发青，舌体也是青紫色，除了看她的诊断结果之外，我问她两肋下有没有胀满的感觉。她说不但觉得胀，而且手一触到还觉得有点痛，总是爱出长气。我给她把完脉，听完她的倾诉后，只给她开具了一个刮痧方。

刮痧方是让她自己回家后刮痧，自己刮不用求别人，左右手各拿一个刮痧板分别刮腋下两肋处，要稍用力，并且用力要均匀，每次要刮几十下不等，然后再俯身刮两只脚的脚面，各刮10分钟左右，要隔日一次，持续刮 1 个月之久。还让她继续吃维生素 B 和中成药的护肝片，晚上的药要在晚饭过后两个小时吃，接着再刮痧，我告诉她刮痧就是她的“开心果”，要把心情放宽一点，多理解一点别人，收敛下自己的脾气，病就会好。

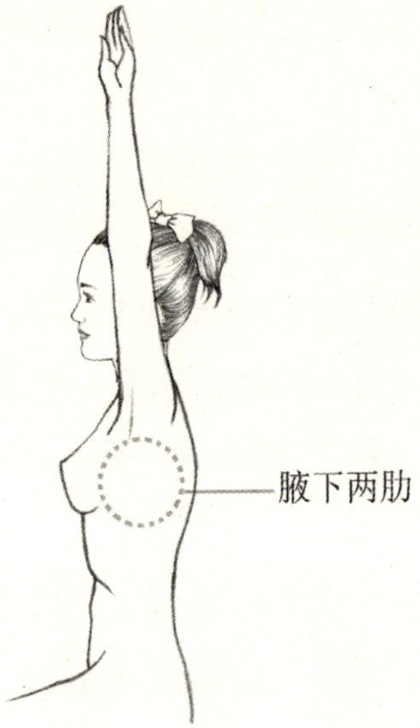

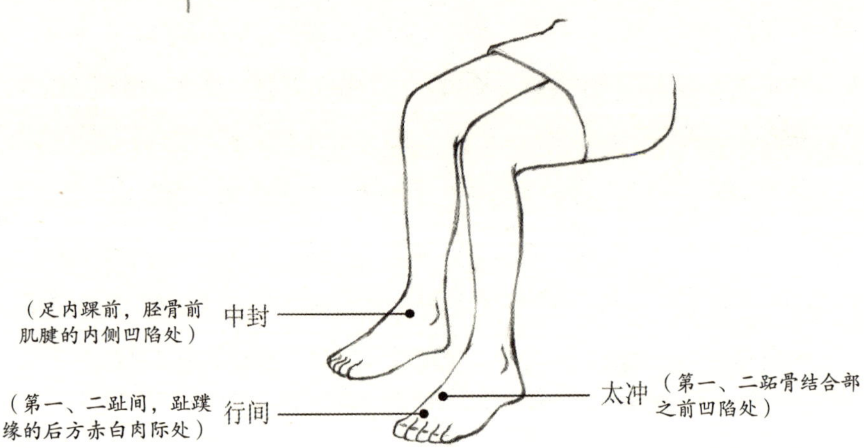

她刚开始刮的时候，根本就不敢用力，因为稍一用力就很痛，即使是这样，第二天两肋下还是出了痧印，脚面也是如此。因为脚面上皮下脂肪少，稍用力刮就会很痛。她很有毅力，也很坚强，就这样刮了一个多月。她复诊的时候是携爱人和孩子一起来的，她说能摸到乳腺增生的块小多了。从她的气色和舌质的红润来看，我也知道她的病好了不少，也为她高兴，并祝福她一家人幸福。

说到这里我考一考大家，但凡看过点中医养生书的人，都会对她的病有一个初步的诊断，我问大家她病在哪里？肝，你一定会说是病在肝。是的，爱着急、生气的人，肝一般都不好，其实这也就是中医所说的肝气不舒，肝气郁结，经络不通。好多患乳腺病、有乳房肿块的人，肿块会随心情的好坏而变大变小，就是这个道理。

脂肪肝是脂肪在肝脏内过多蓄积而形成的，原因有很多，肥胖、爱吃油腻类的食物、不爱运动、烟酒过多等不良的生活习惯，都会影响肝脏的代谢。中医治疗脂肪肝的原则，先是要疏肝理气，再就是活血化瘀，不外乎就是以这些治疗法则为基础。

吃中成药治肝病就是疏肝理气，加维生素 B 是辅助治疗，给肝提供营养，帮肝解毒。刮腋下，两胁肋处是肝区，为的是疏肝理气，解除两肋的胀满疼痛。刮两肋的时候，最好的感觉就是胀满消除，疼痛减轻，嘴不苦了，再不会整日里长吁短叹。

刮脚面很重要，因为脚面上有肝经的三个重要穴位，从脚尖到前小腿依次是行间、太冲和中封。这三个穴位疏肝理气的效果特别好，如果心情不好的时候，用刮痧板刮一刮，比吃龙胆泻肝片泻肝气的效果还要快。

当然这些方法都是药疗和物理治疗，其实患了这样的病，不要急躁，更不能怨天尤人，要把坏的生活习惯改掉，戒烟、酒，少吃油腻类的食物。运动更是必不可少，每天下班回家吃完饭，不要马上睡觉，在小区里活动半个小时，这样不但会睡得安稳，还不至于让过多的脂肪堆积在体内，同时也能减轻肝脏的负担。

口臭：黄连加酵母片，口齿噙香笑盈人

一位 40 多岁的女性被口臭折磨了几十年。她是业务骨干，工作出众，早应该升到自己理想的职位，但就是因为讨厌的口臭，影响到自己的升迁。她去看过中医，也瞧过西医，中医说胃火重，西医说胃没有问题，有点轻微的消化不良，清胃火、促进胃动力的药吃了不少，效果也不明显。

她来看病的时候，离我有 1 米远的距离，就能闻到很重的口气，的确很难闻。她的病因到底在哪里？很容易断定，就看舌苔，一张嘴伸出舌头，病因暴露无遗。你肯定会纳闷她的口臭和舌苔有什么关系？舌苔就代表着胃气，胃气也是胃的消化功能。西医检查胃是否生病是做胃镜，好多做过胃镜的人，都或多或少对做胃镜有点恐惧的心理。而中医看胃病，就没有这么复杂，伸出舌头来看看舌苔，就知道你的胃有没有毛病。

这个人的舌苔黄厚，黄就是热，厚就是湿，由此就可以得出结论，她的胃里湿热太重。油腻会助湿，辛辣会生热，经常吃油腻和辛辣食物的人，就会有这样的舌苔。有这样舌苔的人，因为胃内有热，还经常会感觉到饿，可吃了东西还容易肚胀不消化，用中医的一句话来说叫作“嗳腐吞酸”，这“腐”和“酸”从口里吐出来，就是烦人的口臭。

用这位患者的话来说，她也知道自己有热、上火，自己也经常吃牛黄解毒片，可就是效果不好，而且吃多了还经常拉肚子。上火和湿热完全是两回事，如果单纯上火吃牛黄解毒片效果的确不错，但湿热却不然。中医认为湿性黏滞，就像我们的衣服粘上了胶，怎么也洗不下来，这也就是火易祛而湿难除，所以说单纯地服用清热泻火的药是不能起到祛湿作用的。

什么药既祛湿又泻火呢？那就是黄连。黄连苦可以燥湿，寒可以清热，可谓是一举两得。不用去熬汤药，别人泡茶喝，她泡黄连喝就可以了。从中药房里花几块钱，买几十克黄连，每天在茶杯里泡五六克，用开水冲服，五六克的黄连泡十几次，冲服一天，苦味才会慢慢地淡下去，连续喝十几天，就是一个疗程。当然，西医的好东西我们也不能弃之不用，在泡黄连水喝的同时，我又让她吃点酵母片，每次 5 片，饭前嚼碎吃，每天 3 次。

刚开始她说觉得喝黄连有点苦，我告诉她像她这样胃内湿热的人，本身就会感觉到嘴苦，吃黄连在清湿热的同时，就是以苦治苦。喝到十几天的时候，她开始觉得黄连水不苦了，她的舌苔也由原来的黄厚转成白厚，厚也一点点地变薄，现在变成了很正常的薄白苔。

当然有这么好的效果，酵母片也有不可磨灭的功劳。酵母片在体内经过发酵，通过放屁，可以使腹气通顺，这样黄连才能攻无不克，战无不胜。也就 20 来天的时间，她的口臭就完全治好了。原来的她，口香糖和木糖醇不知道吃了多少，现在她高兴地说，本来就不爱吃那东西，因为口臭没有办法，现在终于可以不吃了。

觉得黄连水苦不愿意喝的人，可以把黄连加工成粉，装成胶囊，每天吃两次，一般胶囊的量是 0.25 克，每次吃 3 ～ 4 粒就可以了。如果连胶囊都懒得做的人，可以直接到药房里买清胃黄连片，只不过每次吃的量比较大，每次要吃 8 片，每天同样也要吃两次。但要叮嘱大家的是，不管是黄连胶囊或清胃黄连片，都需要加上酵母片一起吃，这样效果才会更快、更好。

以后患了口臭或者是胃里其他的毛病，先不要急着去医院做胃镜，可以先对着镜子看一看自己的舌苔，是黄还是厚，是火还是湿热。在辨清火和湿热的同时，可以先吃些中成药调理一番，如若无效，再去求医也不迟。其实看舌苔远非湿热与火这么简单，我会在另外的章节作更详细的论述。舌苔诊病，大家一定要好好地参看，很容易懂，相信你一定能从中医养生治病中学到更多的精华。

手脚冰凉：桂枝首乌茶，健康美女不“冷若冰山”

手脚冰凉应该像其他的妇科病一样，被列为一种病，而不只是一种症状。因为这些年在临床上因手脚冰凉来看病的女性太多，好像成了女性的专病，我粗略地计算了一下，达到了女性的20%。就诊的好些人去看过西医，经西医诊断是神经末梢的血液循环不好、手脚冰凉还伴有麻木的女性，被怀疑为早期的末梢神经炎，西医治疗方案就是吃维生素 B_1、维生素 B_{12} 等，慢慢地调，耐心地治。大夫也说了，这不像吃退烧药似的，给药就会见效，要有耐心。很多女性就这样耐着性子，由 1 个月吃到 3 个月，最后还是因效果不明显而停药，求助于中医。

一个叫婷婷的 30 来岁的女性，就是经过这样治疗 3 个多月后找到我这里。她属于晚婚的那种，从 13 岁月经初次来潮的时候就开始手脚冰凉，冬天手里经常拿个电热宝，下班回家后，睡前第一件事就是用热水泡脚，她还会在里面加入一些红花、当归之类的活血药，用尽了办法，也未能让自己的手脚温暖起来。

最近她听同事说，这种体质不利于生育。晚婚的她很想做妈妈，享受三个人的天伦之乐，所以决定要找中医好好地调一下。本来就怕喝中药的她，来之前做好了充分的心理准备，哪怕是喝上几个月的苦汤药，只要能治好自己的病就值。

我看了看她的舌头，苔很少，上面“汪汪”地冒着一层水汽，就像刚从水里面捞出来一样。正常人的舌体，在不是刚喝过水的情况下，不会有这么重的水汽，只有体内虚寒的人才会出现这样的舌体。

虚寒是中医的术语，没有学过中医的人可能不明白，其实很简单，有个成语叫“釜底抽薪”，我们都明白什么意思，那你也应该明白“釜底无薪”是什么意思,“无薪”就是没有“底火”。人的身体也是这样，没有“底火”，身体就会发凉。这“底火”在哪里？是肾。肾精虚，“无薪”而“底火”不足，肾阳虚引起虚寒证。为什么看舌苔就知道是虚寒？这是肾阳虚不能治水，导致水汽上浮于舌苔。除此之外，再问她是不是感觉腰特别冷而且酸，一问果不其然。

知道病在肾，强肾精、补肾阳就是治手脚凉的根。你一定会想到，那就给肾“加薪”，一个劲儿地吃壮阳药补吧！不能这样补，会因为补得太过而口舌生疮，甚至会生胃火引起牙痛，生肺热引起扁桃体发炎等，所以“加薪”也要循序渐进，这个过程也就是填补肾精的过程。

不用开几十味中药，只一味药，一味对症的药就能直入肾经，何首乌就是上上之选。把何首乌打成粉，每天餐后一个小时，早晚各冲服 10 克。为了增强疗效，可以用桂枝泡的茶水冲服。有患者觉得口感不太好，还特意在里面加入了蜂蜜或红糖。

婷婷喝了不到 1 个月，就把手里拿了几年的电热宝弃用了。恰巧当时正值冬季，以前每次睡前都让老公给暖半天脚，现在根本就不用。而且她还欣喜地告诉我，前几天用试纸测了一下，已经是准妈妈了，真是为她感到高兴。

何首乌可以填精补髓，它不像含人参、阿胶之类的补益之品，怎么吃也不会上火，就是刚开始吃的时候，大便可能会呈黑色。不要害怕，那是何首乌代谢后的本色，当然也是黑可以入肾强精的缘故。

桂枝与其说是一味解表药，不如说它是一味引经药、通络药。它可以引药入经。记得在医院里跟一些资深的中医老师实习的时候，在很多方子里都会用到桂枝。当时还很纳闷，现在才真正体会到，桂枝通经脉，可以达四肢的末端，也难怪在用何首乌的同时，加上可温经通阳的桂枝，手脚会暖和得很快。

在用中医治疗手脚冰凉的时候，还可以加服维生素 B_1 和维生素 B_{12}，不论是治末梢神经炎还是虚寒证，也不论是西药还是中药，只要能达到更快、更好的治疗效果，那就是好方良药，就能快速祛虚寒、强肾精，温煦四肢，使每一个手脚冰凉的女性不再做不健康的“冰美人”。

肾虚：杞菊地黄丸和蒲公英让女人肾水充盈

有一位50多岁的女性来找我看病，她还没有说话，我就问她："你腰痛？"

她很诧异，不敢相信自己的耳朵，回过神来反问我："大夫，你不会是有透视眼吧，你怎么知道我腰痛？"

"你的眼睛告诉我的。"我回答说，她还是不明白，心想她的眼睛又不会说话，眼睛上又没写着"腰痛"两个字。

这到底是为什么呢？其实是她的眼睛告诉我她有腰痛病，而且还是肾虚引起的，我是从她的瞳孔里看出来她患有腰痛病的。我们都见过小孩子的眼睛，我们黄皮肤的中国人的眼球（也就是瞳孔）又黑又亮，其实这是肾精充足的表现。小孩子先天肾气受之于父母，没有经过后天的损耗，自然会很充足，瞳孔是肾精所聚集的地方。我们听说过"老眼昏花"这个词，是因为人老了，肾精亏损得太严重，看东西很模糊，这个时候你可以对着镜子，仔细看一下自己的瞳孔，不是像孩子似的黑中透亮，而是那种黄褐色。

我们都知道肾虚会腰痛，因为肾正好在腰部脊柱的两侧，肾精不足，也可以说是肾阴虚严重的患者，会觉得腰部脊柱的两侧空痛，"空"就是虚的意思，"虚"就是肾精不足。肾主藏精，就像是个仓库，没有肾精这些后备物资的贮备，白天工作，晚上房事，要用肾精的时候，你就会透支，就会衰老得很快，50 多岁便会人老珠黄。

她说别的医生也给她诊断过是肾虚，曾让她吃六味地黄丸，她也吃了一个来月了，效果还可以，腰酸倒是好多了，但看东西还是不行。而且最近总是爱上火，她的眼球巩膜（白眼球）总是布满血丝，眼睑也像进了东西，磨得难受，医生说她有巩膜炎和眼结膜炎，给她开了点儿氧氟沙星类消炎用的眼药水，刚开始稍微好一点，可越用越没有效果，看东西还是不清楚。

当时正值夏末秋初，天气闷热干燥，看她的舌尖像草莓似的通红，分明就是因为吃六味地黄丸引起的上火。我让她改吃杞菊地黄丸，同时喝蒲公英汤。说到蒲公英，她这个年龄的人都知道蒲公英长什么样子，她说在她那儿的公园里就有好多。夏末也正是收获的季节，她每天早晨晨练的时候，都会采一把回来，专挑那些正在开花的蒲公英，采回去后洗干净，根、叶、茎、花都用，一次大约 4 两（200 克），煎成两大碗，一碗喝下去，另外一碗趁热熏洗眼睛。她就这样用了两三天，眼睛就不上火了，再也没有用消炎的眼药水，眼结膜和巩膜的炎症也消下去了，看东西自然比以前也清楚多了。我让她接着吃杞菊地黄丸，至少也得一个多月，蒲公英也可以每个星期用两次。

如果过了秋季，蒲公英花开败、枯黄的时候，也可以到药房里买干燥的蒲公英 2 两（100 克）煎水喝，外洗也可以，效果也差不多。

杞菊地黄丸里就因为多了一味清头面风热的菊花，在补肾的同时吃了不上火。我们在夏季经常喝一些菊花茶，为的就是清热泻火。菊花的药性是向上行的，它的特长是清头面部、五官里面的火，比如那些火眼、长眼屎之类，都没问题。

蒲公英就是一种清热解毒的药，用鲜品和全草效果自然会更好。瞳孔发黄、肾虚的患者，更易闹眼病，这是为什么？因为肾属水，心属火，水、火本来应该互济，如果是肾虚、肾精亏损的情况下，水、火就不会互济，导致心火过盛，上行于头面部，甚至是暴发火眼，其实用蒲公英也就是助肾水来清心火，治疗眼疾。

现在，我给很多老年人看眼病，像眼结膜和巩膜的炎症，很少给她们开消炎的眼药水，经常会给她们开点蒲公英，回家后内服加外用，效果特别好。我们小区里的很多老太太，为了防治自己的眼病，还专门到小区或野地里采集一些蒲公英备用，她们称之为无公害中药。

人老珠黄和老眼昏花，用杞菊地黄丸加蒲公英是标本兼治，让老人的肾不再虚，不患眼疾。

第七章

从头到脚的健康护理（二）

脾气不好的女性，一定是病在肝，肝郁气就会打“结”，有了结，经脉自然就不会通，血行就会受阻。阻在上，日久就会形成乳房肿块；阻在下，日久就会形成症瘕。行经期间着凉月经会有血块，那就是血瘀，血瘀久积在体内不化，也会形成症瘕。血对女性来说就是很“娇气”，娇就要护，切不可掉以轻心。

盆腔炎：粥和茶饮除根祛本细细调

问一问女性，你有没有这样的经历：双手抱着肚子，小肚子痛得难忍，痛不择医，选择最快、最近的医院，求医生赶快给自己打个止痛针。很多女性会说，真有过这种情况；还有的女性说，内急让人难堪，妇科痛让人难忍。

你说痛，哪个医生也不可能上来就给你打一针止痛药，这也是我们做医生“不明痛因，不予止痛”的原则。医生会询问你，一一辨清后，才会给你用药。

医生问：“哪里痛？”患者：“小肚子痛。”一看双手按下的地方，就知道是肚脐眼以下。医生问：“拉肚子吗？”患者：“不。”于是，在医生的脑子里，很快就排除是肠炎引起的痛。医生：“快来月经了吗？”患者：“不，已完了十几天。”这就告诉医生，不是痛经引起的腹痛，就把月经痛排除在外。医生：“白带多吗？”这一次好像问到点上了。患者毫不迟疑地点头，而且还说，不但多，还有味。这就是引起肚子痛的病因。是白带多引起的肚子痛吗？当然不是，早期的白带不正常不会引起肚子痛。但当出现了白带过多，突然间肚子又很痛，那就是病往上走了，也就是医生常说的上行感染。专业的词可能不好懂，我这里有个故事，大家一听就会明白。

我们小时候都听过狼和小羊的故事。狼为了吃掉小羊，说在下游喝水的小羊污染了它上游的水，要把小羊吃掉。狼是在找借口，水是往下流，小羊跟上游的水有何干？可妇科的白带病，还真就这样，下游的白带就是逆行向上，感染到上游的胞宫和盆腔，这种炎症一点一点地刺激，日久就会引起盆腔炎，出现急性炎症痛。

终于见了分晓，无疑就是盆腔炎引起的痛。这时候，西医会给她用止痛剂和缓解痉挛的药，中医治疗这种痛会用延胡索。把装好的延胡索胶囊，用金银花和蒲公英泡的茶冲服下去，等到肚子的痛可以忍受时，回到家里熬点粥，里面加入提前泡好的冬瓜仁和薏苡仁，每天喝两次，就不会再痛，在白带减少的同时，盆腔炎也会慢慢地好起来。

既然是药，就应该有一个详细的用量，将延胡索加工成细粉，装成胶囊，每粒 0.5 克，每次吃 5 粒，也就是 2.5 克，正是延胡索研末口服的 1.5 ～ 3 克的常用量。一天两次，在疼痛减轻或不痛的时候，再巩固吃一两天就可以了。

中医在用延胡索的时候，有这样一句话："延胡索，能行血中气滞，气中血滞，故专治一身上下诸痛。"可见延胡索治疗的不只是妇科痛，甚至对胃肠、心绞痛等，都有很好的效果。现在医学研究发现延胡索在止痛的同时，还有镇静、催眠的作用。很多人疼痛的时候，睡不好，卧不安，用延胡索都能轻松解决。

用金银花和蒲公英泡的茶水冲服，是为了解决盆腔炎症中的热和毒。中医把盆腔炎称为热入血室，湿热和热毒乘虚直犯阴中，在胞宫中就拉开了战场。它们打仗，你就会肚子痛、带下过多，严重的时候，还会出现发热、月经不调，甚至是不孕症。金银花和蒲公英为的就是清热解毒，把体内的热毒驱逐出身体，起到一个"止痛必先安内"的作用。

解决了热，还有很重要的一点就是湿，薏苡仁可以利湿，冬瓜仁性凉可以清利，也就是向下行的意思。好多患盆腔炎的女性，小便也会感觉灼热，喝了薏苡仁冬瓜粥，在小便灼热减轻的同时，带下也会慢慢减少，转成正常。每次各用 10 克的量，让药房里的工作人员做一次粗加工，把冬瓜仁和薏苡仁捣碎，这样熬的时候易软，且更宜药效的发挥。

这样治盆腔炎引起的痛，采用的是急病慢治的方法。急病就是止痛，然而盆腔炎是一个慢性病，需要的是慢治，粥和茶饮就是遵循这个原则。

说到这里，我还要向大家多说几句，就是我们前面说到的“不明痛因，不予止痛”的原则，这个很重要。有很多人在肚子痛得忍不住的时候，会在家中的抽屉里找到一些常用的止痛药吃下去，这种做法是绝对不可取的。肚子是暂时不痛了，但没有找到病因，光止住痛有什么用？等药劲儿过去了，还会再痛。不仅如此，如果是肠梗阻和扭转怎么办？不痛的时候，没有及时去医院就诊，或者是在去医院就诊的时候，医生本来按得痛的地方，因为止痛药的作用而不痛了，导致医生查不出病因，反而会耽误病情，等到发展成了肠坏死，就为时已晚。

像这样的痛还有很多，如胰腺炎等，如果用止痛药，也易掩盖病情。所以说不是医生的你，也要记住这句话：“不明痛因，不予止痛。”

可治女性盆腔炎的中成药桂枝茯苓胶囊我在临床应用好多年，从购进到销售几元钱的利润，我也愿意给患者用。同样成分的汤剂方子可以给我带来更大的利润，我不选择的原因就是医者仁心，我相信自己的很多同行都有这个仁心。

女性出现下腹部坠胀疼痛，B 超检查出卵巢囊肿或急慢性盆腔炎时，像这种情况不能大剂量应用消炎药，中医把这类症状的症结，统称为不通而引起的痛症。活血化瘀，结散痛止，中医治疗这些是强项，桂枝茯苓胶囊不是抗生素，同样能治愈此类症结。

桂枝茯苓胶囊活血化瘀，用于妇人瘀血阻络所致经闭，痛经，产后恶露不尽，子宫肌瘤，慢性盆腔炎包块，痛经，子宫内膜异位症，卵巢囊肿。

很多人认为中医只可以调理慢性病，像这样的急症只能看西医，可桂枝茯苓胶囊就专治这样的急症。每次吃 3 粒，一天吃 3 次，饭后服用。治卵巢囊肿可连续吃一个半月，月经期停药，治急慢性盆腔炎也需要用

15 日。

很多人都不知道桂枝茯苓胶囊也可以治疗男性的前列腺增生。西医治疗前列腺增生做手术风险大，理疗效果也不好，前列腺增生就需要强烈的活血化瘀散掉这些因瘀而增生的症结。作为女性如果关心自己的男人，他患有这种病，就可以让他吃桂枝茯苓胶囊，中药西治，每次吃 3 粒，一天 3 次，饭后服，吃药期间忌辣和酒，连服两个月。两个月后你可以带他去复查个 B 超，会收到意想不到的效果。当然体会最深的还是女性，因为增生消下去后，会增强男性的性功能。

外阴瘙痒：酒浸百部缓缓涂抹杀阴虫

我给一位患感冒的女性患者看完病正开方子的时候，看到她一副坐立不安的表情，追问才知道，她患有阴痒病，这个病已经困扰她快一年了，时轻时重。她很讲卫生，经常用洗液，也去看过西医，做过涂片，检查的结果是滴虫感染。甲硝唑之类的抗滴虫的药，她吃了好几个疗程，停药后不久就会再痒。她的胃本来就不好，每次吃完药就会反胃、恶心、没有胃口，可为了治病，也得硬撑着吃，几个月下来，人瘦了一大圈。到消化内科一看，又被确诊为慢性胃炎，旧伤未愈又添新疤，吃药伤胃，不吃药又治不好病，她也不知道这药到底是吃还是不吃。

刚才她实在是忍不住了，像虫子在身体里爬，痒得钻心，这种境况实在难耐，忍不住摆动肢体，才被我察觉出来。本来她看感冒的时候，就打算顺便看看这病，但一看是男大夫，就没好意思启齿。

《景岳全书·妇人规》言："女人阴痒者，必有阴虫，微则痒，甚则痛，或为脓水淋漓，多由湿热所化。"中医认为阴痒是有阴虫作怪，先痒后干痛，外阴的地方像感染似的分泌出好多脓水。中医所说的这些"虫"都归属于湿热，西医所说的滴虫是可以在显微镜下看到的阴道滴虫，一个是无形的虫，一个是有形的虫，不管是有形还是无形，只要杀虫就是硬道理。

甲硝唑是杀滴虫的药，但这个药有个弊端就是对胃肠刺激比较大，尤其是脾胃本来就弱的女性，虽说是饭后服用，照样会刺激胃。还是用外洗的办法比较合适，我给这个妇女拿了一瓶纯酒精，60 克的中药百部根，两瓶 500 毫升的蒸馏水，50 毫升的一次性注射器，告诉她正确的配伍和使用方法，让她半个月后来复诊。

还不到半个月，十三四天的时候她就来了，一进诊室就很兴奋地说，只涂了两三次后，就不痒了。她没有想到有这么好的效果，就像是专治滴虫的枪手，真可以说是药到虫除痒止。她还打算继续巩固治疗几天后，再去看西医做个分泌物涂片的复查，看看是不是彻底好了，说的时候眼神里充满了佩服和感激。当然，我也很为她高兴。

这里需要强调的是，酒浸百部根治阴痒的时候，一定要掌握正确配伍的比例，浓度大了会灼伤外阴；浓度小了，起不到杀虫的效果。纯酒精就是医用的 95% 的酒精，把这瓶纯酒精倒在干净的容器里，再加入一瓶 500 毫升的蒸馏水，这样酒精的浓度就变成约 50% 的 1000 毫升的酒精，加入干燥的百部根，浸泡 10 天，过滤，再用注射器将滤出液配伍成 30% 的浓度，就配制成可以外用的百部根液了，这正是治疗滴虫的最佳浓度。

用百部液前，用合适温度的白开水或 0.1% 的新洁尔灭消毒水冲洗外阴道后，用消毒的医用棉球蘸百部液涂阴唇及阴道，每天晚上睡前涂一次，每 3 天是一个疗程。

百部本来是一味止咳药，内服可以止咳，但外用则可以杀虫，不仅可以杀阴道滴虫，还可以杀蛲虫、头虱、疥癣等，百部可以说是这些虫的克星。配伍酒精是因为酒精不但有局部消毒的作用，加上浸泡了 10 天的时间，充分浸泡出了百部的药性，才能真正发挥它的功效。

还有很多女性没有浸泡的耐心和时间，但有外洗的习惯，这样可以采用熏蒸疗法。用百部煮水后外洗，每次用 20 克百部根煮水，刚煮好的百部水很烫，可以选择大小合适的盆，坐在盆上，先用水蒸气熏，等熏到一定时间，用手摸着温度合适的时候再洗，洗完后，无须再用净水冲洗，残留在阴道里的药液能起到更好、更持久的杀虫作用。

引起外阴瘙痒的原因很多，比如一些大城市的外出务工人员，卫生条件差，还有本身皮肤就比较敏感，再加上一些卫生巾的质量不过关等诸多因素，外阴处起湿疹、溃破、红肿瘙痒等。治疗条件有很多不具备，住集体宿舍的女性不方便坐浴和外洗，外用药膏又易粘在内衣上，如果能一涂、一擦拭就能解决会更好。

皮肤康洗液外用清热解毒、凉血除湿、杀虫止痒。用于皮肤湿疹、皮炎见有红斑、瘙痒、丘疹、渗出、脓疱、糜烂、汗疹、尿布疹、二阴湿疹；细菌性阴道炎、霉菌性阴道炎、滴虫性阴道炎、衣原体阴道炎、宫颈炎、外阴瘙痒、带下异常等。

同样是洗液，但这是种可以直接用原液擦拭的药液，止痒消肿是强项，还可以修复外阴溃破处。里面含有大黄和蛇床子杀虫止痒，也有金银花、蒲公英、马齿苋，可清热解毒消炎。治外阴瘙痒，可以直接用药液涂抹外阴，有溃烂时可以把药液稀释 5 倍后湿敷患处，每天一到两次即可。

皮肤康洗液也可以用于男性龟头炎。先把患处洗净晾干后，再涂药液。一般男性龟头炎多是因包皮过长引起，涂药液时晾干吸收后方可送回包皮，这样效果更好。肛门湿疹也是一个很烦人的病，痒和分泌物很让人难堪，也可以外用皮肤康洗液。你会发觉，这个洗液竟然优于很多药膏。

子宫肌瘤：早查早防早治是良方

前段时间在报纸上看到，一位妇女被成功摘除一个十几斤重的子宫肌瘤。很是惊讶，是我们国家的医疗水平差吗？不是，是患者对自己健康的麻木，对健康知识的匮乏。起初这个妇女还以为是怀孕，直到快要胎产的月份去检查才知道是子宫肌瘤。听起来就像是笑话，可却是事实，你应该问她，你养的“孩子”，就没有胎动？听不到胎心吗？新生命的胎儿和死胎样的子宫肌瘤是有本质区别的。

再没有医学的基础常识，女性也知道月经是否正常。如果出现了月经量过多、月经周期延长、突然闭经，或者月经老是不干净，今天一点，明天一点，断断续续地要持续二十几天，出现了这种情况，你首先要怀疑自己是不是得了子宫肌瘤，要去做 B 超，要去做妇科检查。

子宫肌瘤是西医学术名词，中医称为症瘕病，症瘕其实就是说下腹部有包块的意思。也就是说，女性除了上面所说的月经病之外，没有去医院就诊之前，可以先摸一摸自己的小腹部位有没有积聚在一起的包块；触及包块的地方，有没有胀痛或满的感觉。如果都有，那就是患了症瘕病。

中医把症说成是血病，把瘕说成是气病。其实，在临床上是很难区分的，所以就通常连在一起统称为症瘕。简单地说，就是正气不足，血病。

需要大家引起注意的是，症瘕病有良性和恶性两种。如果你做检查，查出是子宫肌瘤，一定要进一步做个病理检查，区分清楚是良性还是恶性。

恶性我们就不谈了，今天我们只谈良性。

患症瘕病的女性，都有一个共性，脾气不好，不是易暴躁，就是遇事想不开；月经期也不注意，反复着凉或受热，这样的女性大多数把月经不调当成是正常，从来不会关注月经不调是不是还会引起别的什么病；哺乳期的时候，由于气血虚，外感风寒和风热也最易乘虚而入；带下病也是导致子宫肌瘤的一大因素，会破坏整个盆腔的正常生活秩序。

脾气不好的女性，一定是病在肝。肝郁气就会打“结”，有了结，经脉自然就不会通，血行就会受阻。阻在上，日久就会形成乳房肿块；阻在下，日久就会形成症瘕。

我们反复地说，在行经期间着凉月经会有血块，那就是血瘀，血瘀久积在体内不化，也会形成症瘕。其实防治外感和气血凝滞的同时，也是在防治症瘕病。血对女性来说就是很“娇气”，娇就要护，切不可掉以轻心。

我们说过带下属湿，不管你说带下属细菌也好，病毒也罢，湿所特有的黏滞本性，最容易内侵。内侵就是沿阴道上行的意思，上行到冲脉、任脉，甚至胞宫，与胞宫里的余血纠缠在一起，日久就会形成症瘕样的包块。

明白了这些因素，要想不让自己长子宫肌瘤，就要疏肝，少生气。经期或哺乳期的时候尽量避免伤寒或受热；月经不调的时候一定要查明病因，把月经调过来；患了带下病，不管是从中医的角度祛湿，还是从西医的角度杀菌抗病毒，都要治好它，以免“养带为患”。

但还是有很多人患了子宫肌瘤这种病。一旦被查出是这种病的时候，先不要着急，要辨清良、恶性之分。如果是良性，为免受开刀之苦，采用中药治疗也有很好的疗效。如果平素是因肝气引起的气滞血瘀，伴有精神抑郁，腋下的两肋觉得胀满，可以吃成药的香棱丸或大黄庶虫丸。为提高疗效，早一天化解症瘕，还可以把药丸加醋调成膏状，贴在肚脐上，上面放一个暖水袋加温，这也是物理疗法中常说的离子渗透，也能助口服药一臂之力。药里面木香最擅长理气，三棱和莪术的强项就是活血化瘀，大黄峻猛攻下，再加上庶虫活血化瘀，可以说是强强联合，又何愁瘤体不去？

我治疗患症瘕病的女性，如果带下多或有恶臭味，就不会忘记用桂枝茯苓丸和苍附导痰丸。苍术燥湿除邪祛带，附子温化湿结，桂枝可温经通阳，茯苓能健脾祛湿。如果偏脾虚、舌苔厚、吃饭没有胃口，可早晚各服一次桂枝茯苓丸，中午加服一粒苍附导痰丸，15日为一个疗程，疗效也很明显。

症瘕病很伤肾气，肾气虚也易患症瘕病，所以说治这个病的时候，不要忽略了补肾气。每天可加服一次六味地黄丸，两种药服用的时间最少间隔两个小时，这样在胃充分排空的情况下，药才能各尽其效。

治疗的方法再多，患了症瘕病也要定期复查，看看瘤体的大小。如果变小或消失，当然是药起到了应有的作用；相反，如果增大，或长得更为迅速，就一定要到医院接受治疗。很多女性在患这种病的同时还会怀孕，所以说用药的时候，一定要检查有没有怀孕，如果已经怀孕，就一定要慎重用药。

这个病给我们的警示就是：女性，尤其是已婚女性一定要定期做妇科检查。我国每年都有孕妇普查，大家要积极地响应，因为普查不仅是为了计划生育，还与女性的健康息息相关。很多女性患子宫肌瘤，就是在普查的时候被检查出来的。

我们明白子宫肌瘤就是中医所说的症瘕病，肌瘤大了就得要动手术，手术就会用金属刀器，这也许就是小金胶囊提名的由来。说白了就是不动刀，靠吃药保守治疗，来达到手术治疗的同样效果。

小金胶囊可以说是治疗子宫肌瘤的“靶向药”，为“克瘀”而生。在路上行走时，擦肩而过一位喷香水的女性，突闻刺鼻的香味，打了两个喷嚏，终日憋得难受的鼻腔通了，之前吃了好多鼻炎药，都不如这样一闻，一刺激。小金胶囊也是这个原理，药里面刺鼻的麝香、枫香脂和乳香就专攻这个窍。打完头阵，接下来就是主力，木鳖子、当归（酒炒）、地龙挥刀杀向无主心骨之残敌，敌方溃败难以避免。小金胶囊活血散结的功效可谓分工明确。

吃柿子我们专挑软的，用药治病也是一样，子宫肌瘤越小越好治。女性最好每半年做一次妇检，子宫和附件必须要查B超。子宫肌瘤也不是几个月就能长大，所以说早期查出较小的肌瘤一般都可以防治。吃小金胶囊就是一种积极的治疗，用药后肌瘤没有再长，或变小了，甚至是消失了，都会有可能。人的体质有千万种，对药的反应和效果也参差不齐，保守治疗也经常会收到意想不到的惊喜。

小金胶囊的服用方法，体胖者可吃最大剂量，每次10粒，一天两次，连服一个月为一个治疗周期，饭后服，遇月经期停药。

因小金胶囊内含五灵脂，女性在这段时间不要吃人参类补品。五灵脂和人参在体内会“打架”伤身。

子宫肌瘤：灸药结合软坚散结消瘤体

子宫肌瘤已经是现代女性的常见病和多发病，现如今的青年、中年以及老年女性患这种病的概率有 25% 之多。古代中医把它统称为“症瘕病”，也无良性和恶性之分，所以说我们只谈经病理诊断为良性的子宫肌瘤。

如今，治疗子宫肌瘤的办法大部分是采取手术切除，但有好多病例会复发或多发，最后无奈只能把子宫切掉。这“一刀切”不是根治这种病的唯一办法，所以现在也诞生了一些物理治疗的方法，通过微波和药物的离子渗透来使瘤体缩小，直至消失以达到治愈的目的。其实，这种方法同中医的艾疗如出一辙，通过艾疗治疗子宫肌瘤，同样让很多患者免除了手术之苦。

有一天去做足疗就遇到这样一个病例。一位 30 多岁的女性足疗师，被查出患有子宫肌瘤，当时她担心会是恶性，在病理的检验结果没有出来之前，郁闷了好几天，直到被确诊是良性的时候，才长长地出了一口气。她用西医的办法，输了半个月的消炎药，也吃了一些活血化瘀、软坚散结的中成药。过一个月后再去做 B 超复查的时候，她以为会没了，却没料到它依旧“顽强地”待在那里。她问我要不要去做手术，我说你先用艾疗结合药物治疗，治一段时间后再作定夺吧！

做足疗保健的人对艾疗一点也不陌生，因为她们平时也经常给客人做艾疗。我让她分别用艾灸腹正中任脉的关元、气海、子宫和腿部的血海四个穴位，并且灸之前要在每个穴位上面涂药。这个药是用生理盐水调制成泥状的云南白药粉，涂上药后用艾灸的时候，药很容易被烤干。待干后，再次用生理盐水在穴位的地方把云南白药粉调成泥，再灸。这样，每个穴位反复调灸三次为艾疗一次，每天早晚各一次。

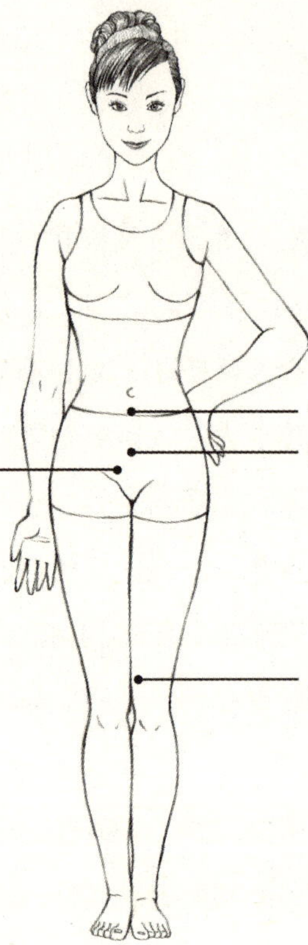

我看到她舌质发暗青紫，分明是瘀血内阻胞宫，所以我让她吃血府逐瘀冲剂或胶囊，一天两次，并叮嘱她，最好在吃药两个小时后再进行灸疗，这样效果会更好。

她是足疗师，有些中医的根基，对穴位也能认准，她们的工作性质是上班晚，下班晚。所以，早饭后她吃完药在 9 点半左右，在家里照我所说的做一次艾疗，还不会耽误上班。下班虽晚，她在单位吃完饭，顺便在饭后也吃上药，回家后也做一次艾疗，就这样坚持了15天之久。她没告诉我，就去医院里做了个B超，发现小了一半还多，她简直不敢相信自己的眼睛。直到一个多月后，我再次去那里做足疗的时候，她的病完全好了，我才知道这个艾疗结合药物的方法是这么管用。我们达成协议，要把这个方法传达给更多的患子宫肌瘤的女性。

关元、气海、子宫和血海这四个穴位，通过艾灸的温阳通络的办法，起到的是两个作用，一个是活血，另一个就是散瘀。从西医的角度治疗实质性的瘤，除了开刀之外，不可能用药物消除。但从中医的角度来说，治疗依据就是通过活血、散瘀，瘤体就会变软，直到消除，完全吸收。微波和离子渗透是这个道理，艾疗也是如此。

云南白药粉是一种活血化瘀的药，平时我们备在家里治疗跌打损伤，效果很好，经过高科技的加工，纯度也很高。把云南白药涂在穴位上，就像是带兵打仗多了一个得力的急先锋，打起仗来，才会攻无不克，战无不胜。本来我是用酒调敷云南白药粉，这样药性的渗透力会更强，灸疗的效果会更好，但担心酒精对皮肤的刺激，会引起皮肤的不良反应。后来经过多次的临床应用，只有少数皮肤敏感的女性会起些小皮疹，基本上可以放心地使用。

我让她吃血府逐瘀药，为的是外治结合内服活血化瘀的药，而且吃药后两个小时，胃会排空，进入肠道，也正是药物吸收浓度最高的时候，即西医所说的最高的血药浓度。这个时候再灸，药效会更好。当她病愈的时候，再次让她伸出舌头，看到她鲜红的舌质，验证了我这样诊断是正确的。

阴道炎：双黄连粉剂，洗、擦两用效果赞

女性患了妇科病要慎防第一道防线，如果坚守不力，丢失了前沿的这块阵地，妇科病就会由浅入深，由轻转重。这第一道防线就是阴道。患了阴道炎就等于丢失了第一道防线，病就会由阴道上行至宫颈引起宫颈炎、宫颈糜烂；如果“敌势”（细菌）依旧不可抵挡，入侵胞宫，就会引起子宫内膜的炎症，最后整个阵地都被占领，这个阵地就是女性的整个盆腔，诱发盆腔炎，当然受到连累的还有附件，也就是常说的附件炎。所以说，能及时地治好阴道炎，就是给更严重的妇科病设防。

阴道炎是女性最常见的、最易患的妇科病，也是最好治却又最难治的妇科病。说好治，只要方法得当，的确很容易治；说难治，是因为方法不得当，消炎药用得越多，耐药性会越强，阴道炎会反反复复，钱花了不少，病也没有治好，成了疑难杂症。

我们就直奔主题，守中带攻，直接赶走入侵“贼寇”，治愈阴道炎。单纯的阴道炎，最好不要经常用西药，这样易产生耐药性，且易复发。我推荐大家直接用中药外敷，也不用你加工成粉，有现成的粉剂等着你用，这种粉剂就是双黄连粉。

双黄连粉是一种治感冒的中成药，有的时候，我们感冒了，医生会给你开双黄连针剂输液。我们的用法，不是输液而是外用。取一支 600 毫克的双黄连粉针剂，打开瓶盖；再取一瓶 100 毫升的生理盐水，浸泡在装有

开水的容器里，为的是不让盐水太凉，大约两分钟后，拿起瓶子，摇晃几下，以不烫手为度，然后用锐器打开瓶盖，直接倒入 300 毫克的双黄连粉针剂，盖上盖子后，摇匀；直接冲洗阴道，冲洗完后，用消毒的医用棉签擦干；最后将剩下的 300 毫克双黄连粉末在外阴及阴道黏膜上直接涂抹。每天这样操作一次，10 天一个疗程，最多也就两个疗程，就能治愈。它的特点就是：便宜，不耐药，容易操作。

有人说，双黄连是治感冒的，你怎么用来治妇科病呢？因为双黄连具有消炎和抗病毒的效果，用在妇科也是起消炎抗病毒的作用。

为什么叫双黄连？就是因为里面有黄连和黄芩。黄连和黄芩都是清热燥湿的药，黄连泻火、燥湿、解毒、杀虫，黄连素片可以治痢疾，还可以治结核病、肺脓肿、白色念珠菌感染、皮肤化脓性感染、中耳炎等。可以研末调敷在创面上，也可以煎水外洗，甚至可以用双黄连浸出来的汁直接点眼，治疗眼结膜炎引起的充血。黄芩在清热燥湿的同时，还可以消炎、抗变态反应，也就是说，黄芩在消炎的同时还具有抗过敏的作用。患阴道炎的时候，黏膜会因过敏出现水肿或充血，黄芩针对这方面还真有专长。

其实双黄连粉针剂里不单有黄芩和黄连，还有金银花和连翘等清热解毒的药。为什么不直接到药房里抓来这些中草药后煎洗外阴，或者说直接加工成粉外敷呢？这样效果不好。而且，阴道黏膜是个很脆弱的地方，如果中成药的纯度不够，或加工得不够细，反而会伤到阴道黏膜。双黄连粉针就不同，这是经过高科技提取出来的中草药，可以直接通过静脉输到血管里，能输液的药，外用就会更安全。所以说治阴道炎，输液用的双黄连针剂是首选。

很多女性患了阴道炎而不自知，是因为不会自诊而麻痹大意，等到病重的时候才知道。到医院里，妇科医生在阴道镜下会看到，阴道的黏膜充血、水肿，这种情况下，自己早就有感觉了。先是白带增多、有异味、瘙痒，有时候还会在白带里看到少量的血丝，这就说明患了阴道炎，是在敲响妇科病的警钟，这也就是双黄连粉针剂的适应证。有的女性问我，怀孕的情况下外用这种药是不是也无妨？不是，怀孕时，药性可上行至胞宫影响胎气，就不能再用。

有很多女性用了几天或一个疗程，治好病后，问我其中的缘由。当我给她们讲到湿和热的时候，多数人都会问我，能有这么好的效果，是不是因为热就是炎症，湿就是病毒和细菌？本来两种不同的文化，还真把我问得哑口无言，也只得敷衍地说一句，可能就是一个人，有两个名字。其实，只要能治好病，何必管他是叫张三还是李四呢？

宫颈糜烂：冰硼散加灭滴灵（甲硝唑）片，强效杀菌剂

我们都知道溃疡很痛、很麻烦，同样是身体内黏膜处的病变，上面是口腔溃疡，下面就是宫颈糜烂。由于性生活的不洁以及对女性保健知识的匮乏，宫颈糜烂这种原来不太常见的妇科病，如今也成了常见病。

现在公厕、街头小报到处都是专治宫颈糜烂的小广告，最先进的进口仪器，一次性治愈，不收挂号费、治疗费，等等，还真有一些人治病心切上当受骗，钱没少花，病没治好，工夫还白搭。扯远了，因为很多女性曾受过骗，我给大家提个警示和忠告。

其实宫颈糜烂没有那么复杂难治，不用去做各种各样的检查，这样会花费很多的费用和时间。一闻、二看、三疼痛，基本上就可以诊断自己是不是患了宫颈糜烂。

一闻，是闻白带的味道。正常的白带是没有什么明显的异味的，当闻到臭味或是发霉的味道时，那就是宫颈内的黏膜受损了，分泌物变质而散发出异味。

二看，是看内裤或者卫生垫上面白带的颜色。如果里面带血丝，或像牛奶似的乳白色，甚至像脓疮里的分泌物，黄、臭与血夹杂在一起，白带里有血，是因为宫颈的黏膜受损，导致出血掺杂在白带中。

三疼痛，宫颈受损溃烂，性交的时候会触痛黏膜下的神经而感到疼痛，性交后甚至会有少量的血从阴道中流出。

学会了自诊，明白了病情，就可以自己治。

我们知道治口腔溃疡，有一个外用的药叫冰硼散，把冰硼散直接撒在溃疡面上，反复几次，溃疡就会好。同样的黏膜的病变，治法也可以相同，把冰硼散撒在宫颈的溃疡面上。是，这个方法的确不错，但操作起来，就不会像治口腔溃疡那么容易。所以我就想了一个更好的办法，把冰硼散装在“0”号的空心胶囊里，为了增强疗效，1 克的冰硼散里还加入 1 片（200 毫克）灭滴灵（甲硝唑）粉，和冰硼散混合好装在胶囊里备用。

治宫颈糜烂和口腔溃疡不一样，有很严格的操作方法。要用无菌药棉蘸碘伏（记住不要用碘酊，因为碘酊会刺激黏膜）做阴道壁消毒，然后用干的药棉擦去阴道内的脓性的分泌物或白带，把里面彻底地清理干净。清理完后，左手拿一个小镜子，右手拿胶囊塞入阴道中，一定要塞到最里面，深度大约就是一个食指完全没入的位置。每天晚上一次，每次两粒胶囊，每 10 天为一个疗程，每次塞入后至少卧床两个小时，为的是防止胶囊脱出，药物外溢而失效。还需要叮嘱大家的是，塞药的时候一定要戴指套或一次性无菌手套，以免引起交叉感染。

冰硼散里有冰片、硼砂、朱砂和玄明粉，可以清热解毒、消肿止痛，最主要的是可以祛腐生肌，专治各种糜烂和口腔溃疡。冰硼散是古方剂，由于疗效好，至今被我们沿用。现在我们又把它制成中成药，陈列于柜台之上，可以说是既廉价又有效。上病下治，冰硼散擦在口腔里很安全，用在宫颈上面治疗宫颈糜烂也同样很安全，所以说大家尽管放心地使用。

灭滴灵（甲硝唑）是治疗妇科病的一种常用的西药，它对消除厌氧菌和阴道滴虫效果非常好。女性易患滴虫和厌氧菌感染，是因为阴道特殊的位置，不透气，给这些细菌提供了合适的生长场所。可以说它喜欢女性，但女性却最不喜欢它。

在冰硼散里加入灭滴灵（甲硝唑）片，就是中、西药合用。不管是中药或西药，只要管用，就是真道理、好方法，就不能埋没，就要为人所用，为人造福，为女性造福。我们都知道西药会有一定的不良反应，加上冰片辛凉，可以透气、动气，怀孕的情况下这种方法禁用。

现在的社会流产已经司空见惯，几百元和上千元都可以轻松搞定，但男女的性欲望会给原本受伤的宫颈上撒盐，先是宫颈炎，之后是宫颈糜烂。很多女性对比不以为然，把医生再三的嘱托抛之脑后，由轻度发展成重度宫颈糜烂是常事。

生孩子是一件很幸福的事，对女性来说一边是嗷嗷待哺的小宝贝，一边是自己身体的健康。顺产或侧切对女性的宫颈将是一次严峻的考验，直到产后恶露完全恢复后的月余，也不要掉以轻心。这个时候的女性再累也一定要注意平时卫生，可以用生理盐水稍加温至30度左右冲洗阴道，每天一次，直至侧切后拆完线，宫颈黏膜的损伤完全恢复。要定期去做妇科检查，一旦出现白带浓稠味重，要及时去看医生。

我经常诊治一些社会特殊服务的女性，虽不是专业的女性妇科大夫，但听多了，经验也就多了，妇科病无非就是那么几种。这类女性最常见的就是宫颈糜烂，她们在接受特殊服务的时候，脑子里想的是钱而不是自己的健康，多次不洁的性交，让带下恶臭，最后检查出重度宫颈糜烂也不以为然，一直等到查出性病，宫颈长出菜花状癌变才会不知所措。

上面的方法对轻度或中度的宫颈糜烂效果还是很好，同时也不要小视宫颈黏膜的自我修复能力。用药期间男女都要努力配合，禁止性生活，你稍加注意用药，前面将会是一片蓝天。我想说，无论男女，都要尊重自己，尊重他人，正视健康。

“疣”病：鸭胆子凡士林霜，疣体脱落不疼痛

说谈虎色变，不如说谈“疣”色变，生殖器上长过疣病的女性，不知道为此头痛了多少个不眠之夜。从医生那里了解到，这属于传染病，不同于平时我们所说的“肉刺”和扁平疣、寻常疣，一旦被染上，疣体会像雨后的春笋，生长速度会让你为之胆寒。这些倒也不十分可怕，最可怕的是治疗，西医的抗病毒治疗会很伤身体，一个月的疗程下来，自己就变得像一棵凋零的小树苗，禁不起一点点风雨，连小感冒都会欺负自己，精神和身体备受摧残。

有这样一个女孩子，在和异性接触的时候，不小心传染上了疣病，之前对这种病是闻所未闻。她治这个病已经快半年了，干扰素打了数不清有多少针，前后做了三次激光，钱花了不少，痛就更不用说了。半年下来，原来活力四射的小青年，如今变成了萎靡不振的可怜虫。

这次她发现外阴又长出新的疣体，虽说很小，只有一两个，但她明白，如果不及时治疗，后果将不堪设想。医院里还坚持让她做激光和打干扰素，她实在是没有信心了，这次决心求治于中医。

她的舌苔黄厚，黏腻得很，非常不舒服，每天早晨起来都要用牙刷去刷舌苔，不然的话嘴里的异味就会更大。饿得快，想吃，可吃不了几口，胃里就会胀得满满的，再也吃不下。小便黄，喝水稍少一点，小便就少得可怜，而且，小便的时候，尿道里会觉得热，还有点痛。她说只发现有两

个很小的疣体，只有绿豆一半那么大。她问我是不是还需要做手术或理疗，如果是，她都不想再治了。

我没有让她再做理疗，在药房里给她拿了十几克的鸭胆子，把鸭胆子壳打碎，取里面的灰黄色光滑而油润的仁，像捣蒜似的捣碎，然后加入少许的医用凡士林，调成糊状，外涂在疣体上，每日抹两次。连用两三日后，疣体就会脱落，脱落后的地方会形成小的溃疡面，不用害怕，每日用碘伏消毒两次，抹两次阿昔洛韦软膏。

除了外治的方法，还要结合粥疗内治。平时我们都爱喝粥，熬粥的时候，加入薏苡仁 50 克。早上熬好，喝一半，下班回家热一下，再喝一次，一天两次。同时还要喝茶，不是绿茶也不是红茶，而是中药茶，用大青叶和板蓝根各 30 克冲茶饮，60 克的大青叶和板蓝根是一服药。每天两服，上午一服，下午一服，每服要泡喝六七次，每次都要用开水冲泡。

她就用这样的办法，两天后疣体就脱落了，也跟做激光似的形成了一个小的溃疡面。之后照我说的办法，她每天用碘伏擦两次，用原来在医院里拿的阿昔洛韦膏，每天擦三四次，加上口服的茶和薏苡仁粥。

她每天对着镜子看，自己的舌苔可以说一天一个样，由黄厚变白厚，由白厚变成薄白；小便也不黄了，由短赤黄变正常，每次解小便的时候，也没有了热和痛的感觉。这样治了半个来月，最后又减量服了十几天，总共也就治了一个来月，她就恢复如初，连胃口都变好了。

有人用鸭胆子治过鸡眼，效果也很好，外擦几次后，鸡眼就会慢慢地脱落。鸭胆子的功效就是清热、燥湿，还可以杀虫，专门治疗毒、鸡眼和赘疣等，用其外敷是鸭胆子油起的作用。

西医在临床上也用鸭胆子治疗一些疣或乳头状瘤，效果也很好。但需要注意的是，鸭胆子油有一定的腐蚀作用，会刺激皮肤，所以一定要记得用医用碘伏消毒，以免在治疗的时候，感染局部的皮肤。

舌苔黄厚，黄就是热，厚就是湿，薏苡仁就是为了祛湿，大青叶和板蓝根冲茶饮就是为了清热。疣病从中医的病理上说，也是湿热下注于会阴，淫浸于皮肤，热毒犯肌肤，生于体表而发病。治疗“疣”病，在外治的同时，解决内因也就是清热燥湿，可以说是内外夹击 、标本兼治之举。当小便通利，胃口恢复，吃得好，睡得香，湿除热清，身体的免疫力提高的时候，病毒也就不会来犯，疣也将不再可怕。

在门诊经常见治疗尖锐湿疣注射干扰素，再彪悍的妇女也被打成“林黛玉”。干扰素是一种抗病毒的药，它会把“正常”和“不正常”统统清理掉，这是西医通过肌肉注射的内治法。中医内治的薏苡仁、大青叶和板蓝根口服，也是异曲同工。按西医的说法，中医内服外治，根本就不可能完全治愈尖锐湿疣。对这个论点我不反驳，我虽是个中、西医结合医师，对这样的两种治法，中、西医不结合最好。

一提到疣病，多数的女性会有心理的负担，用小镜子照到阴道口的小疙瘩就乱了方寸，会先往坏处想：出了糗事，无颜向身边人提起，见不得光，最好的办法就是自行解决，先在网上搜，搜完了找治法，找到上面的治法也不稀奇。我想说的是，你还没有确定就是尖锐湿疣，就一股脑儿地乱治，不要把毛囊炎当成湿疣，我就接触过好几例这样的女性。要知道疣最有特点的长相就是“菜花状”，如果实在没有把握，就去医院妇科取个活检，做个病理，等病理结果证实后，自己再外治也不迟。

阴疮：麦冬和高锰酸钾，标本兼治病自除

很多人都生过口腔溃疡，很痛，吃饭、喝水都难受，用了很多的维生素和贴剂，好不容易上面好了，又转到了下面，一位 30 多岁的妇女就是为此来看病。她的溃疡长在了阴部的内侧，疼痛难忍，解小便都痛，用了好多消毒的洗液，还有甲硝唑之类抗菌的外用栓剂，也不见好。

她的舌体瘦小，舌面上是光板苔，几乎无苔，一看就是阴虚内热的体质。人体就像是一块湿地，舌苔就是农作物，在水分充足的情况下，地上的农作物就会正常生长。遇到干旱的时候，地上则是一毛不生，这就是阴虚而无苔。她也经常出汗，手心、脚心发热，晚上睡觉，在毫无防备的情况下出很多的汗，这就是中医所说的阴虚盗汗和阴虚手足心热。

阴虚体质的人最重要的一个特征就是易生溃疡病。因为阴虚不能制湿热，湿毒熏蒸胃肠，上行于口咽部，形成溃疡。虽说用贴剂外敷的药能暂时管用，但只是治标，不能治本，所以会反复发作。

了解她是属于阴虚体质，易生溃疡病，还有盗汗、手足心热，不用做妇科检查，就很容易断定她外阴部生的是阴疮。找到了病根，病就很容易治了。滋阴就是治本，外用药物就是为了治标，这样标本兼治，则会药到病除。

滋阴首选麦冬。以前曾有一位女性，被确诊阴虚，当天就煮了一锅，像喝粥一样，一天喝了好多次，结果喝得心慌气短，停药后好几天才缓过

来。所以说，欲速则不达。滋阴本身就是一个漫长的过程，要循序渐进，要知道“病来如山倒，病去如抽丝”的道理。

不用煮水，用白开水泡茶喝就可以了，每次泡 10 克，每日十几次，药味还很浓。你要问多长时间是一个疗程，等你喝到盗汗的现象消除，手心、脚心不热的时候，那就是一个疗程。麦冬在滋阴的同时还能入血分，清除因溃疡导致的湿热毒，可以说养和清一举两得。

当然治阴疮，只口服麦冬很慢，所以还要同时治标。治标的时候先用高锰酸钾的水洗后消毒，洗的时候要用消毒的棉签，清除阴疮上面黏性的分泌物，露出新鲜的皮下红肉，在上面涂上大黄和维生素 B_2 加工好的细粉，每天要上六七次药，疮面随着一次次的上药而一天天地缩小，直至痊愈。

前面的这个患者外用了一周，病就好了，她还特意多加工了一些大黄和维生素 B_2 的粉，担心会复发，以后备用。一个月了，她还在坚持喝麦冬茶，晚上睡觉的时候不出虚汗了，以前因为手心、脚心发热而心烦，现在这些症状都好多了，她继续喝下去是为了巩固疗效。

我们都知道大黄是泻药，可真不知道还可以外用。其实大黄除了可以清泄湿热、治大便不通，还可以活血消肿、解毒疗疮。在临床上，很早就有人外用大黄治烫伤，治疮疡肿毒。

大黄的量可以根据疮的面积大小而定，在用高锰酸钾洗后，半干的情况下，在上面薄薄地撒一层就行了。在里面加入维生素 B_2，是因为像这种类似溃疡性的疮类，西医会定性为维生素缺乏症，所以加入维生素 B_2 就是为了促使伤口更快、更好地愈合。至于用量也很少，一般 10 克的大黄粉加入两片研碎的维生素 B_2 片就可以了。

另外还要记住，患有阴疮时，一定要先治疗好阴疮再考虑怀孕，已经怀孕的女性应禁用这种方法。

有很多女性在患了阴疮的时候，盲目乱治，用抗生素、洗液，结果是越治、越洗，疮面越大，钱不少花，罪没少受，可病却没有治好。所以说患阴疮后不用着急，可以用这种标本兼治的方法从根本上去调治。我相信，只要对症，就一定能药到病除。

现在的女性用畸形的心理追求完美，外阴整形、漂色，这个从未进入过医学课堂的专业如今也风靡全国。中国哲学自古奉行中庸之道，好到顶峰和坏到极点，都是常人所不能承受的，应废除这些医疗资源的浪费，把资源和时间留给更需要的病人。

高锰酸钾外洗会使外阴处呈现很重的紫色，这就让一些女性接受不了，方法再便宜好用，她说会影响美观。我给这类心理不太正常，有点特殊需求的女性外用夫西地酸乳膏。

阴疮是中医的名词，其实就是西医所说的外阴炎或外阴溃疡。有外阴肿、有溃破就是有毒，同样也可以说是有炎症，把肿说成炎症就是术语化。这个简单的道理无须再费话。

有冤寻冤，有仇报仇，有菌杀菌，陌路同途，都是在找一个终极解决的办法。有人患阴疮去医院打针输液，那是杀鸡用牛刀，抗菌消炎十几元一支的药膏就可以解决。局部的病，局部用药，夫西地酸乳膏直接涂在阴疮上，以它最擅长的杀菌消炎作用，消肿让溃疡愈合都不是难事。

夫西地酸乳膏外用时先洗净患处，晾干后再涂药，涂药后再次晾干，让药充分吸收，每天两次。白天上班不方便也可以每晚涂一次。

写到这儿，揭露一个行内的丑事。有医生把夫西地酸软膏挤到一个没有任何包装的玻璃瓶中，谎称是自己研制的特效药，给病人每天上药一次，一次收费百元甚至几百元，十几元的药膏经他之手牟利几百元。林子大了什么鸟都有，行业内什么样的乱象都生，赚点黑钱可以饶恕，但前提是必须要把病治好。

湿疹：双料喉风散，祛除湿疹只需喷一喷

有一天在电视上看到了一段药品的视频广告，一个长得很漂亮的美女，被一个男生看到脖颈上长了个“痘痘”，不小心摔了一跤，美女很是尴尬，都是“痘痘”惹的祸。其实，“痘痘”长在脸上仅仅让人难堪，如果长在阴部的话，就更烦人。

经常有女性说，阴部大腿根的两侧长了很多小疙瘩，很痒，起初以为是热引起的痱子，就随便涂了点滑石粉，也没见好转。到医院里经医生一诊断，说是湿疹，当时听了就吓了一大跳，心想，自己怎么会患这种病呢？是别人传染给自己的吗？

医生告诉她湿疹不是传染病，但它对周围的环境很敏感。住的地方潮湿了，被子好久没有拿到太阳底下晒一晒，未经紫外线消毒，辛辣的东西吃多了，酒喝多了，海鲜之类的东西吃多了，都容易把湿疹招来。更可气的是，这个病和心情还有关系，着急、发怒、生气、心情不好的时候，它也会来，还会因此而越发越多。另外，熬夜也不行，努力加班工作，熬个通宵，它也会越长越多，越多会越痒，总是想用手去抓，因长的部位不对，手到了，也只能强忍着停下来，你越是累，它越欺负你。

西医的大夫会开一些激素类的软膏，效果确实不错，用几次就好，可好了没多久又会复发，反反复复好几个月。这样治来治去，有的人甚至一年也没能治好。

中医有很多治疗湿疹的办法，有一种最简单、最容易操作，就是双料喉风散外用。把患有湿疹的地方用温开水清洗干净，用干净的毛巾擦干，待5分钟后，用棉签蘸生理盐水，在湿疹的地方涂上一层，涂完后，马上在上面喷一层双料喉风散的药粉，因为皮肤还是湿的，所以很容易就会吸附在皮肤上。每天在睡前这样喷一次，休息日的时候还可以一天喷两次，也就四五天，病就会好。需要注意的是，喷完后睡在床上不要再穿内裤，要穿宽松的睡衣和睡袍，这样药不会沾到衣服上，能更好地吸收。

双料喉风散是一种专治咽喉的中成药，可以清热解毒，消肿利咽喉，还可以治牙龈糜烂、中耳炎、皮肤溃烂等。经过多年的临床验证，它对很多化脓性的皮肤及口腔疾病，治疗效果都很好。

双料喉风散的成分是牛黄、冰片、黄连、寒水石等，这些都是凉性，可以清热、解毒、燥湿的中药，冰片可以清凉透肤，直接作用于病处，效果会更好。还有，不要小看了外用生理盐水擦拭的那一遍。生理盐水的渗透作用很强，在显微镜下看，它能从细胞外渗透到细胞内。它给双料喉风散起到“领路人”的作用。

有人问我，那你直接用生理盐水和双料喉风散拌匀了，涂在上面效果不是更好？根本就没办法拌，双料喉风散本身就是一种中药的喷剂，量很小，用生理盐水一拌就没有多少，也不好掌握它的用量。所以用的时候，只喷三四下，喷得均匀，吸收得也很好。

为什么女性最容易长阴部湿疹？因为女性的尿道和阴道都比较短，再加上女性分泌白带，稍不注意或洗不到的时候，这些白带就会浸淫周围的皮肤；女性又爱美，经常会穿一些紧身的衣服，又不透气，西医说这叫厌氧菌在里面滋生，中医说这样就容易助湿成疹患。

中医的《外科启玄》中说：“疮虽生于肌肤之外，而其根本源于脏腑之内。”这就是说女性患湿疹和内脏以及心情都有关系，过食辛辣、海鲜类的食物，也会使这些湿和热夹攻内脏，最后流注到下焦，泛滥到皮肤表面而成湿疹。情绪会伤肝，肝木最擅长的就是克脾土。脾是干什么的？是身体里面专门管湿的，生气、不吃饭的时候，脾也会对湿放手不管，湿疹同样也会加重，就是这个道理。

注意饮食，调节心情，原来不起眼的双料喉风散也会小材大用，湿疹就不会再让你尴尬无措。

外阴湿疹瘙痒难忍的时候，那是身体向你发出的求救信号，你就应该赶紧给它治好，不然它就会发展成溃疡来惩罚你。

试想如果有一种药 10 年前 5 元钱，现在依然是 5 元钱在售，能不能赚钱？中国特殊的经济体制让药商选择放弃这样的廉价好药，药商不生产，自然在市面上也找不到了。也许这些药会绝迹，也许几年后摇身一变以几十元、上百元不菲的价格重新面世。这就是现在最常见的一种现象，好药越来越少，价格越来越高。

病人说双料喉风散买不到，我告诉她还有一种常用的妇科外用药也可以治疗外阴湿疹，止痒迅速，而且还不惧怕溃疡、糜烂和炎症引起的流黄水，洗净患处局部消毒后直接外涂就可以，这个药就是皮肤康洗液。

直接外用皮肤康洗液会有烧灼感，因里面含有酒精，两分钟后这种感觉就会消失，皮肤对酒精过敏的人不能用。里面有金银花、蒲公英、马齿苋专攻湿毒，大黄和蛇床子杀虫、止痒，土茯苓和赤芍利湿除根。说起中药的配伍就是那么巧妙、无缝，这也是我多年跟病人谈起药物的功效就自我陶醉、滔滔不绝的主要原因。

尿路感染：牛膝、当归、黄芩，小方治大病

记得有一次来了一位40岁左右的女性，拿着一堆医院的化验单来找我看病。她说自己有个习惯，看病的时候，去找西医诊断，确诊是什么病后，再找中医治疗。她相信西医的诊断有理有据会更准确，但她在治疗上更相信中医。她觉得西医的治疗有不良反应，所以她宁愿喝苦的汤药，因为它能治根而且还无不良反应。

她对中、西医的认识是否片面，我们尚且不论，只说她的病情。西医诊断为尿路感染，但肾脏没有问题，给她开了输液用的消炎药的方子，让她做皮试，以免有药物过敏。她皮试也没做，拿着这些单子直接就来找我了。

她是这样生的病：晚上和朋友聚会，吃的是重庆火锅。吃完饭后，没有尽兴，又去KTV唱歌。有朋友拿了好多“鸭货”（是一种非常辣的鸭子身上的熟肉制品，在KTV里通常都是作为下酒菜，边喝酒边吃），她又吃了不少，在朋友的盛情之下，还喝了不少的酒。回到家后已是子夜1点多钟，跟丈夫同床后，也忘记洗一洗，便昏昏睡去。

第二天早晨起床的时候，是让尿给憋醒的，很奇怪，只要稍用力尿尿，尿道就很痛，而且只尿出一点点。她还发现尿是混浊的，有点像乳白色。这时，她体会到最深的一句话，就是活人还真会让尿憋死，所以就赶紧来治。

我没有给她开方子，直接去中药房给她抓了一小把牛膝（怀牛膝），称了50克当归，25克黄芩，还特意用医用的棉签把黄芩中间的黑心去除掉，照这样给她抓了三服药，让她回家后，每日煎服一剂，一日三次，要在饭后两个小时空腹吃。我问她酒还喝吗？辣椒还吃吗？酒后纵欲、熬夜、不喝水，还敢不敢这样？她不好意思地笑着说，再也不敢了。

复诊的时候她告诉我，吃了第一天，解小便的时候就不痛了，只用3天的时间，一切都恢复如初。她问我是不是还需要再抓几天的药，巩固一下疗效。我说不用吃药，从现在开始，多喝水，多吃素食，还可以在饭后两个小时空腹的情况下，吃一两个猕猴桃，这样就可以巩固疗效，病就不会再犯。

西医称这种病为尿路感染，中医则叫“热淋”。这种乳白色的分泌物需要和白带区分开，白带来自于阴道，热淋则是来自于膀胱。《景岳全书·妇人规下》中有记载：“淫浊与带下之不同者，盖白带出于胞宫，精之余也，淫浊出于膀胱，水之浊也。虽膀胱与肾为表里，故带浊之源……”这就说明，她患尿路感染和房事有关系，房事的时候，肾气虚，精气下泄于膀胱，尿变成了像精液一样的白色。所以治这样的病，同时也需要治肾。

用牛膝就是为了治肾。牛膝最擅长的就是补肝肾、强筋骨，而且牛膝还可以引血下行，起到利尿通淋，也就是利小便的作用。酒是湿热的东西，不管是啤酒还是白酒，都是湿热，只不过是白酒重，啤酒轻，再加上吃火锅和辛辣的食物，使血和热下行，最终都积在膀胱里面，就会出现尿浊、尿困难、尿痛。

在用牛膝通淋的同时，清热燥湿也是必不可少，黄芩就承担了这个责任。黄芩可以燥喝酒引起的湿，泻过食辛辣引起的火。黄芩在清热燥湿的同时，还可以入血分，也就是说，它可以吃进胃肠，在清胃肠热的同时，可以吸收入血，起到凉血清热的作用。这真可以说，一味药直捣老巢，直接就把这些湿和热都“请”了出去。

当然，治妇科病还是少不了当归。当归在活血化瘀的同时，还能通，也只有通，解小便的时候才不痛，小便才顺利。

有女性认为，如果在怀孕的情况下患这种病，西药有不良反应，可以用中药治疗，那就错了，牛膝在女性怀孕的时候也是忌用的。

女性患了急性泌尿系统感染就像推倒了多米诺骨牌，一切都乱了，做顿饭的工夫就要去好几次厕所，孩子越吵心里越烦，尿频、尿急、尿痛。这刚尿完了还想尿的感觉实在太难受，当然这也是女性为生计整日奔波忙出来的可怜病。

工作太忙，忘记了喝水；吃水果没有空，甚至根本就想不起来；劳累再加上着急生气，一股火上来病就犯了。这种病专挑你累、喝水少的时候欺负你，想躲都躲不开，而且犯一次后就像走熟了这条路，它就会频频光顾你。

女性的尿道短，易患泌尿系统感染。所以说不管多累也不要给它创造条件，再累也要喝水，多喝水尿道就会得到冲刷；要常在空腹的时候吃水果，吃应季的水果，一天两次，上午 10 点多钟一次，下午三四点钟一次，各种水果轮换着吃，这样能起到很好的清热利尿的效果；说到生气，别人生气你不生，因为你知道自己有这种一生气就易尿气的毛病，就远离它，让无端侵犯的气爱找谁就去找谁。照我说的去做，爱惜自己的身体，这些情况多数是可以避免的。

如果还是觉得恢复太慢，你可以再服两天的泌淋清胶囊。为什么让你用这类中成药？因为太多的女性患这种病就用抗生素来解决，这种经常犯的“小病”如果多次用抗生素，最终有一天，你会发现再好的抗生素用在自己身上都不太管事。

泌淋清胶囊可以清热解毒，利尿通淋，对尿常规检查出来的红细胞、白细胞甚至少量蛋白尿引起的泌尿系感染都可以治，一次吃 3 粒，一天 3 次，连服两天，就能解决这些烦人的病。

附：着凉也可以引起淋症

有老病号给我打电话问诊，她说自己尿频、尿急，到医院里查尿常规都正常，没有泌尿系统感染，但就是有症状，医生最后还给她静脉用了抗生素，5 天后症状没有一点好转，她非常着急。因离我这里路途遥远，不能当面就诊，只能又一次拨通我的电话，电话的那头还是一连串的歉意。

在我的问询中她逐一回答了我的问题，不在月经期，没有大便干，小便也不黄，平时也很注意不吃辣，不喝酒，备孕期间更是不会熬夜，也没有口舌生疮等上火的症状，肚脐以下小腹的位置总是隐隐的不舒服，老想尿尿。这几天她也一直注意多喝水，可还是不见好转。

我让她吃加味青娥丸，每次一丸，一天两次，连续吃 5 天后痊愈。

不是热就是寒，她的体内没有一点热的迹象，但她的后腰冷，酸胀不舒服。后腰是肾的管辖区，肾着凉了，肾司二便，控制二便的功能肯定会出现异常，所以说补肾散寒就可以解决她的问题。加味青娥丸的功效就是补肾、散寒、止痛，用于肾经虚寒引起的腰腿酸痛，小便频数，小腹冷痛。

我刚开始也质疑自己的网络会诊，总缩手缩脚，唯恐病人叙述不全，导致病情误诊。其实网诊就如同病人站在自己的面前，将病人的叙述“感同身受”，再抓住几个“主症”，有的病人还会附上医院的化验结果，确切地诊断出病情将不是难事。网诊多了，经验积累多了，在回复大家的问题质和量都可以保证的同时，省掉了多少外地病人车马费和劳累。我现在有一大批这样的网诊“追随者”。我始终觉得几百甚至上千元的车马费，相比当面就诊只开几十元的药丸，实在是太“冤”了。

第 八 章

从头到脚的健康护理（三）

正常的带下像透明胶水一样，晶莹而且透明，还有韧性可以拉长，起的作用是滋润胞宫和阴道。有了它的滋润，就象征着女性性腺的内分泌、胞宫等生育功能正常。“阴液”会随着年龄的增长、卵巢的功能开始衰退，直到 50 岁左右闭经的时候，量会明显地减少。也可以说，“阴液”或“带液”是女性最亲密的伙伴，会伴随女性的一生。

子宫脱垂：蛇床子乌梅汤，熏、洗两用不复发

有这样一个方子：蛇床子 50 克，乌梅 30 克，水泡半个小时，用开水煮沸后，再用文火煎煮半个小时，量约半盆水，先用煎好的汤熏患处，待水温合适的时候再洗。

这是一个专治女性子宫脱垂的方子。方子里的蛇床子不仅可以燥湿杀虫，止痒，治疗妇科阴痒，还有温肾助阳、暖宫的作用，在治疗女性子宫脱垂方面功不可没。

子宫脱垂本来是一种西医没有什么好办法、口服中草药见效也很慢的妇科病，而外用的方法，能直接作用于病灶，起到立竿见影的效果。子宫脱垂是向阴道外脱出，中医治病就是用酸性来固涩脱出物，通过乌梅酸性收敛固涩的作用把它收回去。想到梅，不由得嘴里会条件反射地渗出点口水，这就是乌梅所特有的酸涩收敛的作用。

刚开始就告诉大家这个方子，是为了加深大家对这种病的印象，更重要的是一定要了解这种病。好多患者对这种病的早期认识不足，等到病情严重的时候，才到医院检查，往往在这个时候，治起来也会很棘手。我们始终都要记住这句话，早一分防，胜过七分治。

女性在什么情况下易患子宫脱垂？原来在旧社会没有计划生育的时候，一个妇女都生七八个孩子，胎产太过频繁，生育过多、过密，易患子宫脱垂。现在计划生育很严格，一对夫妇最多可生两个孩子，不存在多产的这

种现象。现在导致更多子宫脱垂的原因是，很多女性在分娩的时候，坚持要顺产，错误地认为顺产对孩子和大人都好，结果导致产程过长，影响子宫的复原而脱出，中医把它称为“恶露”。

我忠告那些坚持顺产的产妇，现在生活条件好了，产妇也都很注意孕期的营养，大多数孕妇在怀孕的时候会营养过剩。不仅自己过剩，孩子也会过剩，好多生下来的孩子重有八九斤。如果是骨盆本来就很小，尤其是身材略小的女性，根本就不可能顺产下这么大体积的孩子。再就是现在怀孕的妇女，大多数很娇惯自己，活动少，总担心自己被磕碰，一天到晚不是躺在床上，就是窝在家里，不注意适当的活动，这些都会导致妇女的产程过长，最易患子宫脱垂。

除此之外，导致子宫脱垂的原因还有长期的便秘，结肠里的粪便积聚过多。小腹里本来就那么大地儿，被侵占过多，子宫的压力自然就会加大。

这种病最常见的还有老年人，年轻的时候冲脉和任脉充当子宫的保护墙，很坚固，上了年纪，这个保护墙也会因年久失修而老化。女性的带脉对子宫的牵拉就像是一个橡皮筋，用久了，韧性也就差了，带脉这个“橡皮筋”变得松弛，提升无力，导致子宫脱垂。

前面说过，早一分防，胜过七分治。如果在早期就能引起重视，子宫脱垂这种难治的病，也就变得不再难治。患子宫脱垂的早期先是小肚子下坠，再牵引得腰也向下坠，这种感觉仿佛就是秤砣拉秤杆，小腹是秤砣，腰是秤杆，其实这也就像是带脉被牵拉的那种感觉。

早一分防，就是缓解下坠，减轻这种被牵拉的感觉，是一种最有效而又最实用的物理疗法，我把它称为“鸭吃食式”疗法。鸭吃食的时候，屁股翘得高高的，嘴贴在地上，我们可以学鸭吃食，跪伏在床上做这个动作，每天中午和晚上各一次，每次都要坚持 15 分钟。这样，下垂的子宫会上行复位，就不会导致这根“筋”被牵拉得太紧而失去“韧性”。

在做“鸭吃食式”动作的同时，每晚睡前还要用蛇床子和乌梅熏洗会阴处，这样效果会更好。轻度子宫脱垂的女性，用这种方法，少则7日，多也不过十几日，症状就会消失，不用再去忍受病痛的煎熬。

我治过子宫脱垂的患者，当然大多是老年人，还要在脱出的部位涂药，涂中药黎芦。把黎芦加工成极细的粉，用猪油调和敷在上面，做一个简单的复位后，再做“鸭吃食式”动作，等到完全复位后，再熏洗患处。虽说老年人肾气已衰，相对难治，但好多老人也是满意而归。

用黎芦是因为很多患子宫脱垂日久的女性或多或少会因为脱出而感染，有的甚至溃破长疮，黎芦虽有小毒，但外用治溃破的效果非常好。原来一位老年患者用高锰酸钾洗了好久，溃破处也没有好，用黎芦只敷了3次，就痊愈了。

最后要叮嘱一句，在患这种病的时候，切忌劳累，一定不要负重，要注意休息，减少性生活的次数，注意调养。

子宫脱垂西医称之为宫收缩乏力，缩宫素是西药治子宫脱垂很有效的药。医生可以用缩宫素帮助子宫收缩，早点恢复原位，但不是每个哺乳期的妇女都适合用这个药，用中医的方法也完全可以解决。

另外，害怕、紧张、体虚也是主要原因。分娩是女人一生中的大事，尤其是生第一个孩子的妈妈，生完孩子就像过了一次鬼门关，可谓死里逃生，由不得你不害怕。害怕和紧张让哺乳期的妈妈好久放松不下来，帮助产妇疏解这种紧张情绪尤为重要，有话让她说，跟最亲近的丈夫和妈妈说，把手术室的经历吐出来就能让她放松，让她认识到这是多么值得的美好而伟大的经历，让她有自豪感、成就感。这样的心情还有利于下奶，那可是孩子最好的“口粮”，千金难求，小家伙早已迫不及待。

生孩子会伤气血体虚，是中国几千年中医下的定论，虚才会使恶露不尽。用改变体位和外阴熏洗的方法是外治法，也可以结合内治法服药，吃十全大补丸让哺乳期的妇女迅速恢复，一次吃6克，一天吃两次，吃3天便可。哺乳期的妈妈都是营养过剩的节奏，补药往往吃得时间过久，再加上平时活动量很少，很易补出问题。如果不是因子宫脱垂，升举无力，也不会轻易地投以补药。

在吃十全大补丸的时候，有力气了，再结合缩阴的运动，身体很快就会康复。

恶露：内服黄芪，外敷云南白药，双管齐下好调理

一位32岁的妇女，患有习惯性流产。她很想要小孩子，可每次都保不住。这次也不例外，刚怀孕40多天，下午发现下面有血，她赶紧到医院里打保胎针，刚打了一针就流产了。流产倒也罢了，这快半个月了，下面还有血，总是淋漓不尽。她去医院找大夫诊断过，说是恶露不尽，打了3天的缩宫素，医生说她因出血时间过长，身体虚，还给她开了几盒补血的阿胶浆。

这些天稍微好一点，但还是有血，而且完全和经血不一样，卫生巾上的血紫红色，又黏又臭，分明是子宫内的瘀血没有流干净，依然是恶露不尽。

《诸病源候论·产后恶露不尽候》中说："产后伤经血，为内有瘀血，不可断之，断之终不可断。"其实自然流产和生孩子没有什么区别。流产就要出血，如果子宫里的血流不干净，就会瘀在子宫里，像上面所说的"断之终不可断"，一会儿有，一会儿没有，等下午干净了，觉得没有，可到了第二天，又来了，很烦。

看到她本人的时候，我的第一印象就是很瘦，脸没有血色。我问她原来有贫血吗？她点点头。有低血压吗？她点点头。为什么总是点头，因为她没有说话的力气，虚。很显然，平时虚，这是中医所说的中气虚所引起的少气懒言，因为虚，连累到冲脉、任脉。冲脉和任脉对子宫起保护作用，

本来应该坚固得像城墙，可她的“城墙”像是用纸糊的，哪里禁得起内忧和外患？

她当务之急是先强中气，补虚健脾。吃好的自然不用多说，家里人关心得也像照顾月子，还有医院里给她开的阿胶浆，但用这些方法补气会很慢。我给她开了黄芪，让她用黄芪泡水喝，每天上午用 10 克，下午用 10 克，每次用开水冲服，至少要冲服四五杯水。我还让她用云南白药粉外敷肚脐，每次用一瓶的 1/3，用凉白开水调成膏状外敷肚脐处，每天换一次。

十几天后她病好了来找我聊天说，喝了几天的黄芪水，身上觉得有力气了，也打起精神来了。外敷两天云南白药之后，下面的血多了，原先以为用药不对症，想来找我的，可一观察，这次的血有很大变化，颜色由紫红变得鲜红，而且臭味也小了。之后量就明显减少，连续用了五六天，病就好了。

学中医的时候，我对黄芪的印象最深，到现在对黄芪的功效还像顺口溜似的烂熟于心：“黄芪，补气升阳，益卫固表，托毒敛汗，生肌。”还真是很好记，阳气升，则冲任固，更主要的是黄芪在补的同时，还有一个向外托的作用，它可以托瘀而出，把子宫里的瘀血排出来。

本来是想让她吃云南白药粉的，又一想，云南白药有很好的活血化瘀的作用，担心她体质虚弱，导致出血过多，身体更虚，所以就改成外敷。肚脐是中医所说的神阙穴。我们都知道人有七窍，其实人的身体上还有最重要的“一窍”，就是肚脐的神阙穴。人在胎儿的时候，就是借脐带与母亲和大自然相通。等生下来，脐带结扎以后，这个地方也是最薄弱的环节，但也是药物最易渗透的地方。肚脐下 3 寸处便是女性的胞宫，所以外敷，云南白药的药效会直达胞宫。也难怪前两天血会多，颜色变鲜红，说明瘀血已祛，瘀祛则血自安，恶露自然恢复，病自然痊愈。

按理说，现在的生活条件好了，像恶露这种病应该少才对，可为什么反而会越来越多呢？就是流产太多，太过频繁，由此形成习惯性流产，而习惯性流产是引起恶露病一个很重要的因素。如果说要从根源上解决恶露的问题，那就必须采取最有效、最安全的避孕措施，不要图一时之快，铸成大错，等到想要孩子却又不能生育的时候，悔之晚矣！

节育环并发症：膝胸位瑜伽体操一招除

一天晚上去健身，透过玻璃墙，能清楚地看到旁边大厅里很多人在练瑜伽，当然都是女性。瑜伽教练用手示意强调大家在练一个姿势——膝胸位，跪在地板上俯身，塌腰，不断重复地教大家练习。由此让我想起了一些女性病，想起了膝胸位这个简单的姿势对女性保健的特殊意义。

也记不清是哪一天了，一位 30 多岁的女性，捂着肚子来找我看病，一看就知道是肚子痛，脸惨白，额头上沁着汗。我的脑子里立刻就打出了一连串的问号：痛经？肠炎？急性盆腔炎？阑尾炎？结石？小便不带血，没有腹泻，白带也正常，没有反跳痛，更不是来月经的时候，一个个疑问被否定。最后在患者的口里才得知，前几天刚上了节育环，是节育环带来的不适和并发症。

确诊后，我没有给她打止痛针，给她找了一张床，让她翘臀、塌腰，膝胸位趴在床上，坚持15分钟，观效。十来分钟后，她就觉得好多了，她说这样做比用止痛药快。我也可以明显地看到，她原来惨白的脸色已转成红润。我告诉她不用吃药，回家后，每天早、晚，也就是早晨起来和晚上睡前，做两次这个动作，每次都要坚持 15 分钟。如果还有疼痛或不舒服，再来找我。

她回去后，接连几天照我说的方法去做，刚开始肚子还有点可以忍受的、隐隐的痛，慢慢地，疼痛就完全消失了，完全适应了因节育环带来的不适。

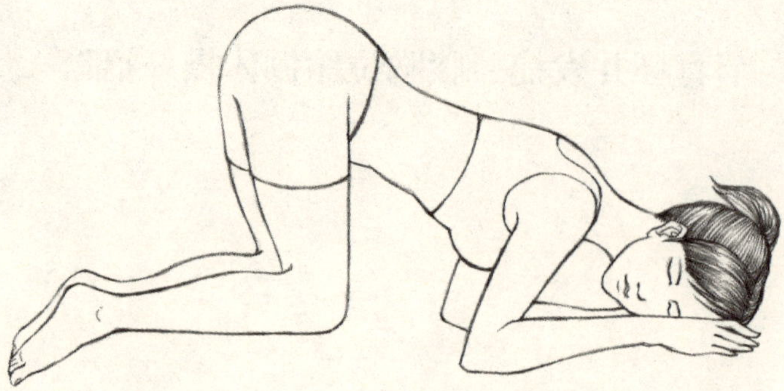

膝胸位

节育环是上在子宫的底部，起到避孕的作用。因为是金属或异物的感觉，或多或少都会给身体带来不适，很多人带节育环后会出现小腹疼痛、坠胀、酸胀以及腰部的酸胀疼痛不适。如果忽略了节育环，最易被误诊为各类妇科病、肠道病及一些泌尿系的感染。膝胸位就是让节育环随体位变动改变位置，减轻子宫壁的刺激和压力，让身体逐渐地适应，直至诸多不适的症状减轻或消失。

同龄的女性有什么好办法，都会在闲聊中口口相传，很多女性也因此而受益。有一位女性因上节育环而出血，使月经量过多，由原来的四五天，增至七八天；还有一位出现月经点滴不尽。她们把情况反馈到我这里，问我怎么办，很简单，云南白药胶囊口服，每次两粒，每天 3 次，这样治疗 3 个月经周期后，大部分月经都会转至正常。否则，就应及时去做 B 超。

临床上因为上节育环避孕也出现过很多问题，有的是节育环异位；有的是上节育环的时候，因为无菌操作不严格而引发子宫内感染，引起肚子痛、白带过多、盆腔炎；有的因节育环的质量差，过度劳累，导致节育环断裂；还有一些技术不熟练的术者，根本就没有把节育环放在子宫的底部位置，而引起一系列并发症。如果出现了这些情况，一定要去正规的医院找专业的妇科大夫，通过做 B 超，及早地解除隐患。

没有听过瑜伽老师讲解过膝胸位对女性保健的意义。但通过多年的临床体会，知道膝胸位对女性保健的重要性，不只是上节育环后的不适患者。劳累了一天后的家庭主妇，经常会出现腰酸、小腹坠胀、疼痛等不适，大多数也是因为子宫体的前倾或靠后引起的。每天坚持做两次膝胸卧位，每次 15 分钟，可通过体位的改变使子宫复位，减少或减轻一些妇科病的发生。有些女性因为子宫的位置不正确而不孕，有些月经不调，也有些出现各种妇科的炎症，这种简单的姿势让你的子宫在复位的同时，从保健的角度上来讲，还能让你少生很多妇科病，其意义确实非凡！

性冷淡：鹿茸核桃膏，好吃的女性专用壮阳药

性冷淡也是一种病，很多女性羞于出口，且出于世俗的偏见，不愿意去看医生，结果衰老得很快：本来30多岁，却看上去像40岁出头；本来50来岁才会闭经，结果刚过40岁，卵巢的功能就开始衰退，月经提前就没有了，更别说什么性需求，也会因此而导致家庭不和睦。

其实女性就应该有性“润”，才能健康有气质，才不会未老先衰，其实“润”的意思就是通过卵巢的正常代谢来调节体内激素的水平。有正常的性生活和性高潮，卵巢才能“流水不腐，户枢不蠹”，卵巢才不会被提前淘汰，也不会提前闭经，不会性冷淡，不会提前叩响衰老的大门。

西医治疗性功能低下，会用一些促性腺激素类的药。有一些人用这些药，会乳胀、头晕。这些药还易诱发卵巢囊肿，这就是用药物在“催”，物极必反的结果。

来这里看这个病的很多都是男性，而不是女性本人，有先来咨询的，也有直接代爱人来抓汤药的。这时候有人一定会问，病还有代看的吗？不把脉，不看舌苔，不问诊，你就能知道她是什么情况？应该吃什么药？

的确有一定的局限性，但患性冷淡的女性大多数都有这些体征：体形较瘦，易手脚冰凉，腰酸痛。还应切记最主要的一点，就是腰冷，而且这种腰冷和小腹冷不一样，即使在那里放一个暖水袋，也暖不过来。因为这不是简单的受凉，这是命门火衰。命门火就是肾火，也就是中医所说的肾

阳。肾阳虚就好像是无薪的炉火，只是星星点点，忽明忽灭，而不是灯火通明，温暖无比。

肾阳决定着一个人的性功能。没有肾阳火的温熏，四肢就会冰凉，腰部命门的地方就会酸痛，什么时候都会觉得腰部冷凉，暖不过来。只是凉倒也罢了，主要是没有性欲，一两个月根本就没有那种想法，更别说像年轻的时候那样，情绪激动而主动，现在是毫无兴趣。

鹿茸就能帮助你解决这些问题，而且，它不像性腺激素类药，是没有不良反应的。我教你怎么自制鹿茸核桃膏：20 克的鹿茸加工成细粉，一斤蜂蜜，半斤核桃仁，加入适量的水调成粥状，上锅煮，开锅后再用文火熬 20 分钟即可。这就是专治性冷淡的鹿茸核桃膏，每天吃两次，每次吃两勺，大约就是 10 毫升。如果上班忙，早晨忘了吃，晚上的那顿一定要吃。每天吃一两次药，就像是在给自己的命门火“加薪”。这样，火才会慢慢地烧起来，性冷淡才会被慢慢地治愈。

很多给自己爱人用过的男性，在跟我聊这个问题的时候，都会觉得这是女性专属的壮阳药。还有的女性觉得效果好，又很好吃，就加大了用量，本来要吃半个月的药，3 天就吃完了，结果吃的是嘴里面生溃疡，流鼻血。切记不要这样服用，补肾阳是个循序渐进的过程，不可求急。

有一对结婚五六年的夫妇，早想要孩子，怎么也怀不上，就因为妻子有轻度的性冷淡，吃鹿茸核桃膏一个多月就怀孕了。还有一位患者生了个双胞胎，特意打电话来报喜。当然，也不可以说完全是鹿茸核桃膏起的作用，其中还包括遗传、巧合等各种因素。

中药中，鹿茸最补元阳，元阳就是肾阳。它不同于别的壮阳药，主要是它还可以益肾精，就是起到给“命门火加薪”的作用。用在女性身上，还可以固冲、任二脉，冲脉和任脉强盛，胞宫的生理功能才能正常，才不会因虚而性冷淡，才会正常地排卵，正常地进行性生活，卵子和精子才能结合着床，直至孕育生子。补阳药性温，一般多少都会有点上火，如果本身就爱上火，小便黄、大便干，可以减量服用。

西医的药理学研究证明，鹿茸里含有雌激素、雄激素以及各种微量元素，有强身壮体的作用，能减轻疲劳、改善睡眠、促进食欲，还能使女性子宫的张力提高，节律收缩增强，有抗衰老的作用。

现在的鹿茸一般家庭消费不起，10 克就需要上百元不等，一个月吃下来工资全买药了，好像这种药专为有钱人准备的。有人说还是能吃得起，我觉得有钱再任性也要花到地儿。

锁阳固精丸 19 元一盒，一丸 9 克，一盒 10 丸，一次一丸，一天吃两次，一盒吃 5 天，算起来只需 4 块钱一天。这样吃一个月 6 盒就可以，还不到 120 元钱，一个月少买几斤肉就能搞定，更何况肉和药对健康的价值差太远了。

每次给女性开这种药的时候，她们看到药的说明都不太理解，说这是男性的壮阳药。其实中医药典里就没有男科和女科专用药之分，只有肾阴虚或阳虚，该补肾阴还是补肾阳的区别。女性没有肾精就没有姣好羞涩的面容，更不会取悦男性的欢心。肾主的精气主宰着性欲，熬夜、劳累等琐碎的一切家务无时无刻地耗伤着女性的肾中精气，等到腰膝酸软、头晕耳鸣的时候，哪里还有心思和体力受用男女之欢。

锁阳固精丸可以解决女性的这些问题，可连服一至两个月，里面的鹿角霜功效虽稍弱于鹿茸，但加上锁阳、肉苁蓉和巴戟天后，功效倍增。此药性温热，服用期间不要喝酒，吃辣。月经期需停药，待月经过后再服。尤其是备孕期，服此药可调节性生活的和谐，可增加受孕概率。

有了鹿茸核桃膏，女性的性冷淡就不会难以启齿，当然也不需要再启齿，让每一个原来因此而不和谐的家庭都能享受到“性福”的快乐！

性交痛：蛇床子外用，暖宫散寒药到病除

有一次和好朋友对饮，借着酒兴，他道出了自己的隐私：和妻子新婚一年多，每次同床的时候都会痛，有时候甚至会有少量的出血，闹得每次夫妻之间的性生活都不协调，夫妻的感情也受到了影响。如果不是喝了点酒，朋友也不好意思说出口，但他知道我是医生，而且又很擅长妇科病，又是好友，想让我给他妻子开点中药调一调，解开自己心里的这个疙瘩。

他的妻子 30 多岁，属于典型晚婚的那种，看她的舌体发青，舌头下面的络脉也是青紫色编织成的网，脸色发白，不像别的女人那样红润有血色，每次来月经的时候都会痛经、脉迟，分明就是一副寒象。顿时觉得胸有成竹，马上拿起处方给她开了三剂，艾叶、附子等辛温散寒的药及一些补血的药，告诉他们只需三服药，便可药到病除。

3 天后，接到朋友的电话，听到的不是欣喜，而是三剂药喝完了，根本就没有效果。听到朋友失望的话，可以想到他当时的表情，自己在疑惑的同时，心里也很不是滋味。

每次遇到这样的病例自己都是吃不好、睡不香。正巧，在翻阅《备急千金药方》的时候，看到这样一段话："治妇女性交痛，蛇床子散，绵裹纳其中，两次遂愈。"茅塞顿开，连忙在药房里加工了 10 克的蛇床子粉，并装成胶囊，马上打电话让朋友来拿药。

同样也是 3 天过后，朋友高兴地打来电话说，他妻子的情况好多了，还特意在几天后上门来道谢，并疑惑地问我是在哪里求得的仙方。

根本就不是什么仙方，只是把药用对了地方，用到了位。他的妻子是

寒象不假，开方治疗的思路也没有错，就像是水能灭火，但从口里喝下的药就像是远水，根本就不能解近渴。性交痛，是因寒引起，热药从口入，就像是长途跋涉，到达胞宫和阴器的时候，药力也所剩无几。但外用蛇床子就不同，蛇床子是温药，它有温肾阳、暖子宫的功效，直接放在阴道里外用，散寒暖宫，就像给子宫敷了个电热宝，热到寒散，疼痛自然会消失。所以说只要对症，药少也能治病，当然用法也很简单。

只用 20 克的蛇床子加工成粉，记住要加工成极细的粉，在粉碎的时候，要过筛，不要强筛或硬筛，要反复地打，多次过筛，最后打成细末，最多也不过 10 克，其余的弃之不用。这就是制好的蛇床子散，把它装成胶囊，每粒胶囊大约是 0.5 克，装成 20 粒左右的胶囊，每天早、晚分两次放入阴道内，每次用前先用温开水坐浴、洗净，每次放两粒，每四天便是一个疗程。

古人在《备急千金方》中提到用布裹蛇床子散放入阴道内。现在有先进的科学技术，可以在更干净卫生的情况下使用。古方今用，没必要用消毒纱布。而且，再干净的纱布，放在阴道里也像是一个异物，对阴道壁或多或少地都有刺激的作用。所以我就选择了用胶囊，方便而且很卫生。做胶囊壳的材料是大米，所以平时我们吃的一些药物的胶囊，都可以放心地入胃。更好的一点是，胶囊遇到湿的时候，很快就会溶解，释放出药性。胶囊可以像食物一样进入胃里，当然更可以外用入阴道，在药物进入阴道的同时，也能更快更好地发挥其药效。

现在很多女性都患有性交痛，不是因为阴道狭窄，也不是因为精神过度紧张，而是肾阳虚，胞宫阴寒太盛引起的。这样的女性不但会性交痛，而且还会性冷淡，易引起不孕不育症，严重的即使好不容易怀了孕，也很容易造成流产，流产次数过多，还易造成习惯性流产，以致终生不能生育。

已经怀孕的女性是不能用蛇床子的，如果已经查出怀孕的妇女，就不要再采取这种办法去治疗。哺乳期也不要使用，要好好地调理，不要着凉，这种情况下，大多数人都会不治自愈，切记！

阴道干涩：麻油菟丝子膏，津津而润养肌肤

一个二十六七岁的女性，结婚两年多，和我的诊所是近邻，经常来这里看病。时间久了，都很熟悉，经常会看到她情绪低落，心里总好像是有什么事，甚至是惶恐不安的样子。她不好意思说，当然我也更不好意思问，怕哪句话不对，触动她哪根敏感的神经。终于，有一天她道出了自己的难言之隐。

一年前她患上了一种怪病，同房的时候阴道干涩、疼痛，刚开始痛得还轻，可最近这段时间，痛得很厉害，现在都发展到影响夫妻之间正常的性生活。老公说她对自己失去了兴趣，影响到了夫妻之间的感情。她百般解释，丈夫才勉强理解。人家都说家和才能万事兴，这样的情况下，自己哪里又能高兴得起来？

只有她最清楚是怎么回事，也最清楚自己的病。她去看过中医，中医说她肝气不舒，也有人说她肝肾阴不足的，吃了两个多月的汤药，没有治好。西医说她内分泌失调，要让她注射性激素来调节，她说自己听到“激素”两个字，心里就不舒服。原来她的哥哥家有个孩子得了肾病，就是一直用激素在治疗，现在，孩子肥胖、免疫力低下、缺钙，全身都是用激素后的并发症。所以，她一听到激素就很害怕。

当然，在这方面我也跟她解释，性激素和这种糖皮质激素不是一个类型，也不会有那么多的不良反应，可她还是听不进去，一直坚持让我用中

医的办法去调治。

别人的舌体是红色或淡红色，她的舌体发青，卷起舌尖，看到舌下的血管，青紫也很重，可以断定她的肝不好，也就是中医说的肝主青色。长期的心情不好，肝气滞，血瘀而不通，这就应了《灵枢·经脉》中的一句话："肝，足厥阴之脉……过阴器。"阴器就是阴道，肝经不通，阴道的生理功能就不会正常，情绪不好的情况下，阴道里正常的阴液分泌就会减少，就会出现阴道干涩，同房的时候就会疼痛。

我没有让她吃中药，而是给她调制了一种药膏，麻油半斤，菟丝子30克，加工成细粉，搅拌在一起，用调好的麻油菟丝子膏外擦外阴和阴道，一天一次，5天一个疗程，至少治疗两个疗程。

还让她分别在足厥阴肝经的太冲、曲泉和足五里三个穴位上贴敷麝香追风膏。一块膏药可以剪成大小相等的六小块，贴在三个穴位上，每两天换一次，同样也是5天一个疗程，为的就是通过膏药辛透的作用，泻肝气，通肝经。

她这样用了10天，两个疗程。这短暂10天的时间，让她找到了新婚的感觉，复诊的时候是他们小两口一起来的，羞怯的同时，还说了许多感谢的话。

菟丝子是一种温补肾阳的药，既能助阳又可以补阴，性情温和，没有人参大补的燥热，也没有诸多补益药的黏滞之性。菟丝子最好的特性还不止这些，它性平、质润、多液，在《别录》中记载，有"养肌强阴"的功效，其实这个"强阴"就是强外生殖器，也难怪研末外用治疗阴道干涩效果这么好。在巩固疗效的同时，还可以补肾阴、养肌肤。

对很多女性来说，出现这种病的时候，不要着急，因为越是这样，同房的时候，阴道的分泌物会因肝气不舒、情绪低落而减少，越易引起性交痛。久而久之，阴道的正常分泌就会被打乱，这也是导致夫妻感情不和的根源。

所以说，自我调节也是一个不可忽视的因素，不要把它当成压力，要学会自我疏解，打打球，做做有氧健身，和自己的丈夫聊聊天，多沟通一下感情，这样就不会因干涩而疼痛，因疼痛而紧张，因紧张而导致性生活没有质量。

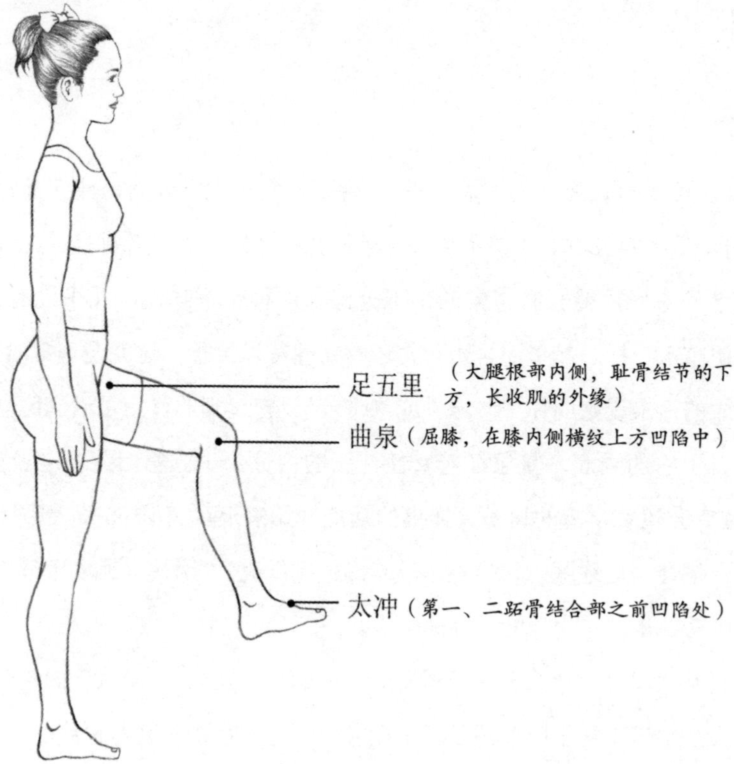

受孕：肾气充足，才能孕育健康宝宝

《沈氏女科辑要》引王孟英说："带下，女子生而即有，津津而润，本非病也。"十四五岁的女孩子从来月经，乳房开始增大，各种性体征开始发育成熟的时候，就会有正常的带下分泌。这种带下味淡，几乎没有杂味，像透明胶水一样，晶莹而且透明，还有韧性可以拉长，这就是正常的带下，用医生的话来说这叫作"阴液"或"带液"。它起到的作用是滋润胞宫和阴道。有了它的滋润，就象征着女性性腺的内分泌、胞宫等生育功能正常。"阴液"会随着年龄的增长、卵巢的功能开始衰退，直到50岁左右闭经的时候，量会明显地减少，但不是没有。也可以说，"阴液"或"带液"是女性最亲密的伙伴，会伴随女性的一生。

有女性问，为什么在月经周期最中间的那十几天，"阴液"的量会增多呢？那是生带下病了吗？不是，早在《血证论·崩带》就有记载："胞中之水清和……乃种子之候，无病之月信也。"这个月信不是月经，而是带下的分泌量增多，也像正常的带下那样无异味，那是充足的肾气和天癸调节下的正常表现。这段时间胞宫的生理最正常，是最佳的怀孕期，想要孩子的夫妻一定不要错过这个时期。

现在有很多女性患上了不孕症，到医院做检查都没有什么问题，去做输卵管通液，千方百计地想要怀孕，可就是不能受孕。其实这样不孕的妇女忽略了很重要的一点，就是"阴液"。这种女性，阴液往往很少或者几乎没有。这种情况下，能反映的就是一个问题，肾气和胞宫的生理期不正常。这样又怎么可能受孕?

那怎么能让没有阴液的人“润”出来呢?抛开中医复杂的辨证论治，我们只求要点，没有“阴液”的人，只有两种可能，肾气不足和天癸的调节不正常。肾气不足就是虚，包括肾阴虚和肾阳虚，另外就是经枯血少，也就是月经量少。

这样一说，好些人又像是坠入了雾里，摸不着头脑，因为让一个没有中医根底的人去区分肾阴虚和肾阳虚，根本就不太可能。不用担心，一两句话就可以让你茅塞顿开。通常我们都知道肾虚了会腰痛，腰就是肾所在的地方，肾虚了腰就会酸，下肢无力而酸痛。你只要记住一点，腰痛的时候怕不怕冷?有的人马上会反应过来说，是怕冷，无论穿多厚总觉得会有风往腰里面钻。怕冷就是无火，是肾阳虚，阳虚的男人就会伴有阳痿，女人就会伴有宫冷或性冷淡；相反，如果酸痛不怕冷就是肾阴虚，同时会伴有盗汗，还会因肾中阴精亏损而致失眠、健忘等亚健康状况。

明白了肾阴虚或肾阳虚，你就再也不会乱吃补肾阴的六味地黄丸或补肾阳的金匮肾气丸。你就会分门别类地吃，六味地黄丸是专补肾阴，金匮肾气丸是专补肾阳。不管是肾阴虚或肾阳虚，吃半个月的六味地黄丸或金匮肾气丸后，在腰酸怕冷的症状减轻的同时，也会感觉到“阴液”一天天地被药物“润”了出来。在“阴液”正常的同时，月经周期也会正常，易受孕的生理期月经量会增多。

“天癸”就是月经。月经少，只能说明胞宫的生理不正常。有一种药叫作调经促孕丸，在月经来临之前吃十几天，一个疗程。这样月经来临的时候，会由原来的量少的一两天，增加至正常的四五天，由量少逐渐增多，转至正常。同样,“阴液”也会转至正常，出现“种子”之象。

这是药物调理不孕症。其实，不孕的妇女生活中应注意很多环节，比如说劳累、饮酒、过食辛辣、易怒等因素，都会伤肾气、耗肾精，以至于耗津伤血，导致月经不调，这些都是不易受孕的因素。

所以，想受孕的女性一定要记住这几点，烟酒要忌，劳累要免，情绪要制，这样卵子和精子的质量才会好，会在合适的环境下顺利着床。正如中医所说的“两精相搏，合而成形”，才能使想怀孕的妇女度过幸福的十月妊娠。

第九章

打造出水芙蓉般的靓丽容颜（一）

《黄帝内经》中说："凡治病，察其形气色泽。"也就是说，凡是有病的人，首先可以通过形气色泽来观察：瘦小枯干的人往往阴虚，养阴的知母和太子参一定要用；脸上一点血色和光泽也没有，就是血亏，不能少了补血活血的当归或川芎；说话有气无力的人，往往是气虚，补气的人参和黄芪一定是首选……

化妆品过敏：荆芥穗，还女人原本肤色

有一天，接到一个女病号的电话，她很激动，边说边哭，担心自己被毁容，以后没法见人。仔细一听才知道其中的原委，昨晚她用了一种新牌子的化妆品，洗漱完后涂在脸上，当时也没有感觉到有什么明显的不适，只是今早起床的时候，觉得脸上有些痒和热，结果一照镜子，把她吓了一大跳，满脸的青紫，红一块，紫一块。她用洗面奶洗了好几遍，都洗不下去。她被吓哭了，慌乱中想起了给我打电话。

很显然，她是对这种化妆品过敏，而且过敏的症状比较严重。我告诉她不要着急，可以吃点抗过敏的药，可是，扑尔敏（氯苯那敏）、氯雷他定类的抗过敏的西药，她家里一样也没有，外用的皮炎平软膏倒是有。她知道西药有不良反应，也知道皮炎平里含有激素。她只相信中医，而且已经到了有点固执的地步。像她这种执意用中药的特殊患者，也只能因人而异。我给她开了中药处方：荆芥穗 100 克，过筛子加工成细粉，装袋备用。

她出门戴了一个大口罩，围上围巾，只露出两只眼睛，到中药房里购回 100 克荆芥穗，加工中药粉的装备她都齐全，不一会儿她就按我说的加工好了。我让她把脸洗净，然后半躺在椅子上，对着镜子把细粉均匀地撒在脸上，最后做洗脸的动作，让细粉和脸充分地摩擦，一直到摩擦出热的感觉，也就五六分钟，可以一天两次，如果觉得见效慢，还可以一天 3 ～ 4 次。

因此，她在家里休息了一天，也照我说的去做了 3 次。晚上做第三次的时候，就好了一大半。等到第二天早上起床，就完好如初了。人们都说一般像这种急症还是得求救西医，她真没有想到中药会有这么快、这么好的效果。刚开始她还担心自己会被毁容，虽说不到一天就好了，但回想起来她仍然是心有余悸。

荆芥能代替抗过敏的药吗？这是两种完全不同的文化，却有着同样的效果。荆芥也可治疗因过敏引起的皮肤病，比如荨麻疹以及皮肤瘙痒症等。荆芥是一种解表药，解表就是透肤而出的意思。荆芥尚是如此，荆芥穗就是籽，籽比梗的功效更是强出好几倍，尤其是外用于局部皮肤，当摩擦至发热，毛孔张开，局部的血液循环加速的时候，药效就更加明显，也更加促进了毒素透肤而出。

如果说引起皮肤过敏的因素是化妆品，那么这化妆品就是中医所说的浸淫肌肤的毒邪。当然除了化妆品之外，还有花粉、粉尘等引起过敏的因素，都被统称为毒邪。所以说一旦出现了其他因素引起的皮肤过敏的现象，也可以用这样的办法外用，如过敏的面积大，可以分片进行。

我说过我们不崇尚中医，也不抵触西医，只要方法好、见效快，我们都可以用。我们可以用西药类的抗过敏药，但不宜长期口服。如果吃一两次西药，然后像上面那样用中草药外用，中西合璧效果岂不是更好？短时间应用西药不会有多大的不良反应。激素类的软膏外用也是这个道理，一两次外用激素也是相对安全的，我们大可不必谈激素色变！

抗过敏还有很多中成药，比如防风通圣丸、荆防败毒散、乌蛇止痒丸等，口服虽不如西药来得快，但能排治毒邪，达到祛病强身的目的。

时代变迁，人的体质也顺应潮流在变，改变人体质的因素跟吃有很大关系。现在农村种地为减轻劳动负荷，在地里喷除草剂，农作物长到一半的时候还要喷“缩节胺”控制植物的生长等。

城市餐馆里使用各种添加剂和香料，这些东西跟随食物吃到肚子里，改变人的体质是轻而易举的事，不在身体里留毒，不发展成恶性病就算是侥幸。人的身体对各种化学性的物质都很敏感，比如过敏体质的人，用染发剂后长皮疹、溃疡等，这也是身体在排斥和抗争。如今过敏性荨麻疹和湿疹患者很常见，其实这也是病从口入的自然反应。这种情况下西药是治标不治本，中医祛湿，凉血，排毒，可以止痒，清除这些体内不该有的垃圾。

当归苦参丸，凉血，祛湿。治任何血液病非当归莫属，当归入血凉血，苦参祛湿，排除体内污浊不堪的湿气，吃当归苦参丸的时候感觉到不痒了，这就是药在起作用，然后再接着用药皮疹就会慢慢地消失。

当归苦参丸每次吃 6 克（1 袋），一天两次，饭后吃，连服 15 日为一治疗周期，最多服两个周期就可以。

我记得有本书叫《回家吃饭的智慧》，我们完全可以把书名理解为回家吃饭健康，自己做的饭菜最放心、最健康，还省钱，何乐而不为。

玫瑰胭脂膏，抚平眼角鱼尾纹

鱼尾纹是一个女性走向中年的标志。有很多女性为了祛掉鱼尾纹，去做整形手术，且不说手术费多少，手术有成功的，但术后一年鱼尾纹又悄悄爬上来了。不但如此，而且比以前还多，且也不可能做第二次手术。

我不是整形科的医生，但美容专业也同样和医学息息相关。所以，很多来看病的女性会向我讨教一些美容养颜的方法，怎样祛除鱼尾纹也是诸多求诊女性中最常见的问题。

我不主张女性进入中年就去整形，过早地整形，当时的皮肤虽说会物理性地拉紧，看起来似乎很年轻，其实不然，手术后被拉紧的皮肤会不适应，从而引起面部的水肿，是一般的炎性反应。因为微创损伤了局部的皮肤，使周围皮肤的毛细血管受损，代谢紊乱，所以有时候反倒会衰老得更快。

在商纣时代，没有这些高档化妆品，就有用胭脂美容养颜祛皱的先例。那时候没有先进的高科技，胭脂的主要成分都是一些新鲜的花瓣，捣碎后，淘去色，凝结而成。在《开元天宝遗事》记载："贵妃，红腻而多香，或拭之于巾帕之上，其色如桃红也。"说的是当时的杨贵妃用胭脂后，肤色很好，才会有妩媚诱人的传世佳话。

新鲜花瓣是很好的美容产品，它取之自然，无毒无害，如玫瑰花、菊花等。这些花做成的胭脂能起到如此好的效果，完全取决于中药的药性，古代人的美容养颜也是源于中医。

玫瑰花是理气、活血散瘀的中药，它用在脸上主要就是改善面部的血液循环，使面部的血流通畅，通畅后皮肤就会红润、紧绷，鱼尾纹自然也会减少。菊花是一种疏散风热、清热解毒的中药，药性有点甜味，也是凉性的，我们经常会泡点菊花茶来清热泻火，而外用在美容方面则是因为里面含有黄酮和维生素E等成分。黄酮不是激素，但它可以调节体内激素的水平来延缓衰老，也可以改善血液循环。菊花中维生素E的成分能起到抗衰老的作用，可以说菊花中的维生素E就是天然的维生素E，也难怪能起到这么好的效果。

古代人做胭脂所用的花瓣都是鲜品，但这些鲜品并不是一年四季都有，所以中药房里的玫瑰花和菊花都是晒干的。晒干后效果虽说没有鲜品好，但久用效果也不逊。

在中药房里各买30克玫瑰花和菊花，去掉籽、核、花蕊的中心部分，只留花瓣，加工成粉，用医用的凡士林，再加入适量的生理盐水，把加工成的细粉调成糊状。要记住不是膏状，也就是说不要太稠，要尽可能稀一点，这样才有利于吸收。这就是我们自己调配好的胭脂。调好后不要马上用，要在冰箱的冷藏室里放置两三天，把玫瑰花和菊花的药性浸出来后再用，效果会更好。

每晚睡前在外眼角的两侧，易长鱼尾纹的地方，涂上薄薄的一层，每次涂一两个小时即可，除去胭脂膏后把脸洗净。

一位快到50岁、事业很成功的中年妇女，原来只用高档的化妆品，浓妆的时候感觉还不错，可一卸了妆，完全判若两人，尤其是眼角的鱼尾纹，让她好像突然间老了十几岁。她咨询过很多整形医院，想去做整形手术。

现在她每晚都坚持用自制的胭脂膏，也就三四个月的时间，鱼尾纹就明显减少。她对这种既天然，又返璞归真的化妆品很满意，现在脸上只是抹一点点淡妆，就让自己非常自信。

还有一些爱美的中年女性更是细心，在菊花和玫瑰花开的季节，多采集一些新鲜的玫瑰花瓣，多做一些自制的胭脂膏，放在冰箱的冷藏室里备用，有的用到来年花开，省钱不说，效果还好。

自制的胭脂膏，有中医的药性，也含有西医里说的美容养颜、祛鱼尾纹、防皱的特殊成分，可以说是古为今用。也难怪古时候的美女，在没有现在这么多高级的化妆品的情况下，也能倾国倾城。自制的胭脂膏能让我们享受“贵妃”的待遇，不生鱼尾纹，容颜不会提前衰老！

灸疗祛皱，还原女人光洁如玉俏容颜

看女性的年龄先要看脸，更确切地说先要看脸上的皱纹，而最具有象征性的皱纹是眼周及眼角的鱼尾纹。如果你刚 30 岁，眼周就长了很多皱纹，别人一定会猜测你是否 40 有余，你会显得非常尴尬，于是面对商场里几百块钱一瓶的祛皱眼霜，你再也不会吝啬。其实我告诉你，有比这个更好、更快、更便宜的方法——艾疗，下班回家后一定要试一试。

艾疗祛皱备料：艾条、山药、消毒的纱布块。艾条和消毒纱布可以去身边的药房里采购，艾条 2 元钱一支，消毒的纱布块一两元一包，可以多买些放在家里备用，然后再到市场里买些新鲜的山药回来。说到这你一定会说，哦，明白了，就是市场里卖的那种铁棍山药？对，就是它。回家后洗净，削皮，切成片，用榨汁机把切好的山药片榨成汁，加入两倍煮沸的白开水，稀释成更稀的粥状，待凉至三四十摄氏度，再加入一粒维生素 E 胶丸，记住不要整个放进去，要用手把胶丸的外皮掐破，把里面的油状物放进榨好的山药汁里，再次启动榨汁机，搅匀，这样原材料就加工好了。

下班回家后，把脸洗干净，暂时不要涂任何化妆品，然后在榨好的山药汁里放入两块消毒纱布，浸透后取出，夹起纱布后稍拧一下，以不滴山药汁为度。这个过程最好用两支镊子操作，当然消毒的更好。平躺在床上，把两块纱布分别盖到两只眼上。一般消毒的纱布差不多是 10 厘米的方块，能覆盖住眼、眉、鼻梁、印堂以及外眼角的鱼尾纹处，这个时候就可以艾灸了。

当然你在盖纱布之前一定要先点燃艾条。拿起艾条，由于看不见先让艾火离眼睛稍微远一点，来回晃几次，给纱布块预热，然后依次艾灸眼周围的几个穴位：两眉正中的印堂穴；旁开两侧眉正中的鱼腰穴；依次到外眼角的瞳子髎；瞳孔直下，下眼皮正中的承泣穴；最后至内眼角的睛明穴。不用刻意要求灸几壮，每个穴位灸热了就依次向下灸另外一个穴位，这样循环三次即可，对侧的另外一块纱布也是这样操作。

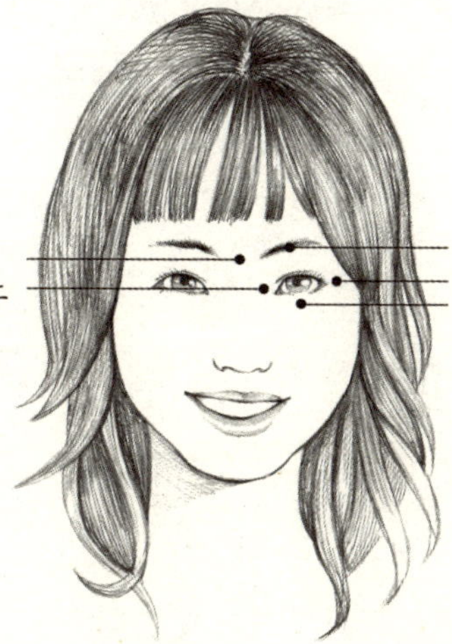
（两眉头连线中点）印堂
（目内眦角稍上方凹陷处）睛明
鱼腰 （瞳孔直上，眉毛中）
瞳子髎（目外眦旁，眶外侧缘处）
承泣 （瞳孔直下方，眼球与眼眶边缘之间）

不爱喝水的女性皮肤容易缺水，皮肤干燥易生皱纹，可以灸；感情上受挫折，家庭内部有矛盾的时候经常会闷闷不乐、脾气急躁、性格孤僻，易生皱纹，可以灸；过度暴晒、熬夜，皮肤会营养不良，易生皱纹，可以灸；洗脸的时候，爱用热水，化妆品使用不当产生皮肤过敏，以及吸烟、喝酒等因素都易使眼周早生或多生鱼尾纹，都可以用这种办法灸疗。你可以试一试，和祛皱的眼霜对照一下使用效果，会发现这样做的价值。

眼周易生皱纹，与眼周的轮匝肌疲劳和松弛有直接的关系，而灸疗眼周的这些穴位，除了可以治眼疾明目之外，更好的效果就是可以缓解眼周围轮匝肌的视疲劳和松弛，继而出现紧绷的感觉。其实美容手术祛眼袋、鱼尾纹也是这个道理。

为什么要隔山药汁灸？因为山药的汁里含有抗衰老、使皮肤紧绷的胶原蛋白等物质，单凭外敷的效果，不如加上温灸使局部皮肤吸收得更好；加入维生素 E，也可以使药性直接渗透皮肤，起到抗皱的效果。有女性说做完后觉得神清气爽，照镜子简直就像是两个人，眼周一点皱纹也没有，就像刚用了眼霜后的效果。

我告诉你，这跟用眼霜有根本的区别，用眼霜是用化学成分“拉紧”局部皮肤，而用山药加维生素 E，是通过灸疗的办法，养护皮肤而达到抗皱的目的。这就是质的区别，也是女性追求美丽的根本保证。

气血盈盈气色好——门冬益寿膏

我问诸多女性一个问题，怎么样才可以长寿？众说纷纭，现在进口的、国产的、绿色无公害的保健品多如牛毛，有不少女性选择吃保健品求长寿，也有一些女性选择去美容院，去做卵巢和肌肤的保养，不惜花大价钱追求美丽和长寿。如今养生书众多，有很多女性今天学个撞墙法，明天又觉得腹式呼吸也不错，结果是学学这个，练练那个，到最后也不知道自己到底适合哪一种方法。这种人是想长寿，但却找不到方向，很迷茫，有些不知所措。

我像记者一样采访过身边的很多女性，各个年龄段的都有，希望从她们那里找到一个有效的实用方后，以自己为媒介，口口相传，让更多的女性都受用。几年下来，结果不是我所预想的，反过来倒有很多女性向我寻求长生不老的秘方，当然长生不老的确有夸大之嫌。她们向我求助，我只能求助于中医，求助于中医的古籍和文献，验之于临床，终不负女性所托。

古有金元四大医家，刘完素的寒凉派、张从正的攻下派、李东垣的补土派、朱丹溪的养阴派，治病各有所长，都有医书传世。遵循四大医家治病养生的特点，调治女性病我主张养阴，也就是说，只要女性阴足，身体自然健康长寿。

有人说女性阴足就是气足血不亏的意思，可以这样说。解决这个问题很简单，吃门冬益寿丸，就让你气足血不亏。

说起制药丸，有人一听就觉得很复杂，其实很简单。自制的药品有很多好处，原材料的成色好坏自己可以掌握，也不用担心里面会有什么防腐剂和色素之类对身体有害的成分，还可以想吃就做，做一次能吃一个多月，每天早、晚从冰箱的冷藏室里拿出来服一丸，你会过足中药调剂师的瘾。还可以在与同事、社区里的老人调侃的时候，充当一次专业的养生大师。

去药房里买来天门冬250克，把它放在阳台上晒两天，再去市场里买黑芝麻250克，回到家里用小火炒熟，切记是炒熟而不是炒，同样也要晒两天。两天后把两种药混在一起，加工成细粉，要多过几次筛，这样才足够细，吃起来口感才会好。最好加入白蜂蜜0.5千克，放在瓷器内上锅蒸半个小时，待出锅后冷却，将手洗净，便可随意用自己的手搓成想要的丸状。当然如果不愿意亲自动手做丸，也可以直接用干净的勺挖取食用，每次取核桃样大小，约是普通蜜制丸剂的八九克，正好是平时服用的常用量，一天两次，早饭和晚饭后各吃一次即可。

天门冬是补阴药，药性偏凉，正好适用于现代人的体质。民以食为天，古时候的饮食大多是素食，现代人吃煎、炒、烹、炸的东西过多。从养生的角度来说，人不能经常吃肉食。老子在养生中的《服食法》中说，人偶尔吃一两次肉食，可以用肉的温补之性来化解体内的寒凉。现在，我们与古代的养生观正好背道而驰，我们是天天有肉，甚至是顿顿有肉，体内哪里有那么多的寒凉？所以说天门冬的养阴和偏凉的药性正好抵消现代人以肉为食的热性。天门冬不像金银花、连翘之类的清热药，清热灭火。用个比喻来说，就是前者恰似小雨甘霖，热后清新自生；后者好比冰雹夹击，有损而无益。

有很多女性服了以后问我，是不是这个药有通便的效果？的确，天门冬和黑芝麻都有通便润肠的效果，只有大便通调，人的新陈代谢才能正常运转，才不会因便秘导致体内的毒素淤积，内分泌才能正常。

有人说肾虚得快，人就会提前变老，出现一副老态龙钟之相。黑芝麻益肾精、补肾的功效能让你的肾不提前衰竭。

欲速则不达，门冬益寿丸不是像吃感冒药治发烧那样，吃下去发点汗，症状马上就会减轻。有很多女性是急性子，吃了几天觉得没有明显改善，也就罢了，丢弃在一边不再服用。也有很多女性是因为忙，想起来吃一口，忙起来忘记也就算了，做一个月的药，三个月还没有吃完，结果放坏了也只能扔掉。

我现在纠正大家的一种观念，现在的保健品其实也就是古代中医所说的服食方，也就是说，可以像食物一样每天服用，只有每天坚持服用才能真正起到保健的作用，也只有在服用一两年或几年之后，才能真正体会到门冬益寿丸的药效与保健品的不同之处。

附：中老年女性的还玉膏

还玉膏：人参、生地黄、茯苓、槐花蜜，按 1∶5∶2∶4 的比例调配。

做法：人参、茯苓加工成细粉，生地黄加水浸泡 10 个小时后，用家用料理机打碎加工成液状，再用纱布滤去药渣后，加入槐花蜜和人参、茯苓粉，搅拌均匀，放瓷罐里密封，最后放在锅里煮三个小时，冷却后放入冰箱冷藏存储，一天后即可食用。

用法：每次饮一勺，约 10 毫升，一天两次，餐后一小时服用。

和田玉为玉中的上品，以不菲的价格倍受追捧。正宗的和田玉“润”为上品，也是鉴赏和田玉的最高境界。中老年女性的皮肤从面色上鉴别是否健康，同样以“润”为正常的健康色。在给老人看病的时候，看到面色红润、精力特别旺盛的中老年人，诊脉的同时，会习惯性地握一下老人的手。手握得多了，从触觉上体会老人皮肤的这种滋润程度，就能感触到老人平时的保养、身体近况和健康指数。

有充足的气血、津液的滋养会出现“润”的健康色，老年人阴虚，气血也容易亏损，皮肤最易失去弹性或干瘪。多年行走于临床，翻阅经典配出经验方，专门适合中老年女性的还玉膏是适合多种体质的大众方。

《寿世宝元》老人篇中有载：“环玉膏，生地黄能滋阴降火，蜜能润燥生津，损其肺都益其气，故用人参，虚则补其母，故用茯苓，又地黄白蜜皆润燥，而人参茯苓甘而属土，用之以佐二物，此水位之下，土气乘之义，乃立方之道也。”

环玉膏后来经我改名为还玉膏，补必有人参，但怕上火，加入生地黄抵其火热之性。这也正是中医配方用药的原则，有热药必有凉药中和其药性，不然人吃了一定会烦躁口渴，甚至口舌生疮等。脾主运化水谷，健四肢润肤色，人吃补药最应该从后天的脾胃调起，所以用药选择甘甜入脾胃。人参和白茯苓都是味甘，再加入滋补生津的蜂蜜，补起身体来更是韵味悠长。

古人做好的还玉膏需放置到井内，用井内的阴气祛除药性的火毒。井现在是难找了，可冰箱冷藏的凉气与其功效相似，所以说做好的还玉膏冷却后需要在冰箱冷藏一宿，才可以食用。

需要注意，因里面含有蜂蜜，糖尿病病人不能吃还玉膏。

明眸善睐剪秋水——美眼还瞳散

《黄帝内经》中说："凡治病，察其形气色泽。"也就是说凡是有病的人，在有经验的老中医面前一站，医生就这么一打量，看你瘦小枯干就知道你阴虚，养阴的知母和太子参一定要用；看你脸上一点血色和光泽也没有，就是血亏，开方的时候就不会少了补血活血的当归或川芎；听你说话有气无力，就明白你气虚，补气的人参和黄芪一定是首选……

这就是中医的望形色的重要性，其实望形色中还有一个最主要的器官就是眼睛。那到底什么样的眼睛才体现出身体健康呢？我们都见过小孩子的眼睛，清澈、透明、有活力，那就是健康的标志。现如今很多女性用睫毛膏把睫毛修得很长，为的是修饰出一双漂亮的眼睛。其实真正漂亮的眼睛是修饰不出来的，只有像孩子那样健康再加上成熟女性妩媚的眼睛，才配得上三国曹植《洛神赋》中所说的"明眸善睐"，如秋水般清澈迷人。

人上了年纪后，能有一双健康明亮的眼睛是一种奢求。还瞳散就可以满足你的愿望，只有四味药，不需要费事去煎，也不要天天都煮，只需精心加工一次，就能制出一个月的服用量。为让选药和制药达到最佳效果，我把这四味药逐个给大家弄清讲明。

调治眼睛最不能少的一味药就是石决明。从中医归经的角度来说，石决明只归肝经，而主管眼睛的器官就是肝。当你暴怒的时候，肝阳会上升到头面，导致两眼发胀、头痛、头晕，甚至是恶心、呕吐；当你熬夜腰酸腿疼时，肝血也会亏损，你会觉得两眼昏花，看不清东西。

为什么现在那么多的人得眼疾，刚过 40 岁就提前戴上了老花镜，还有白内障，也就是中医所说的“云翳遮眼”。最早的病因都是肝热，中医对这些病的治疗方案就是清肝热，清了肝热才能明目。

石决明是深海鲍类的贝壳。深海类生物味咸，入肝肾；久居深海，药性一定是寒性。用石决明只要记住两点：入肝，性寒。选石决明的时候要看清上面的孔，九为极数，最大，上面有九个孔的石决明就是上等的药材。把选好的 200 克石决明加工成细粉，放在锅里用微火炒至微黄色，备用。

第二味药就是蒺藜。小时候光着脚丫去沙滩玩儿，经常会被蒺藜扎到脚，当时觉得这些宁折不弯的蒺藜真讨厌。学了中医才知道它也是一味不可多得的中草药，而且也是一味专入肝经，专治眼疾的中草药，用在治病上才真正明白了蒺藜的药性，和自己小时候那讨厌的印象恰恰相反，它可以平肝、疏肝、祛风、明目，蒺藜对肝火风热上扰引起的内、外眼角生的胬肉，可以轻松地清除，药性真如它的个性，可以无坚不摧、无孔不入。

蒺藜的炮制也很讲究，需要把它放在锅里用小火炒 5 分钟至焦黄色。炒完以后还有一个很复杂的工序，就是要用小剪刀把上面的刺一个个地剪掉。200 克的蒺藜，剪起来会很麻烦，一定要小心别被刺扎伤。剪完后看着满盘的蒺藜，审视自己的劳动成果，就像驯服了一个个不听话的孩子，很有成就感。最后再加工成细粉备用。

第三味药是木贼。你可不要错误地认为是海里的乌贼，乌贼是海洋生物，木贼是草本植物，它具备了石决明和刺蒺藜的双重功效。木贼也是偏寒的药性，也入肝经，可以清肝经风热，也可以明目退翳，用在这个方子里，就像一个忠心耿耿的大臣，承担着一个佐药的角色。把木贼加工成粉，放在锅里文火炒 2 分钟就可以。

还有一味药是可以清头目的菊花。平时我上火了都习惯喝点菊花茶。在这个方子里，菊花可以说是领路人，也就是中医所说的引经药。菊花用在这里就是炮制相对麻烦一点，用400克的菊花，加入少量的水淋湿，放在锅里最少蒸半个小时，然后晒干，和上面的三种药粉放在一起，再进行细粉加工，多过几次筛子，药粉越细越好，还瞳散就制成了。

每天早、晚各冲服一次，每次冲服10克，用清茶冲服。因上火两眼生胬肉的可以服；爱美的女性为了使自己的眼睛更有神、更漂亮可以服；职场熬夜的女性满眼血丝，眼肌疲劳、头晕、头胀可以服；老花眼、视物不清的中年人可以服；白内障的老年人更可以服用。

另外，如果你觉得眼发胀，头晕还有蝉叫一样的耳鸣，要去测一下血压，这是高血压病对你的身体敲响了前奏；如果你感觉两眼发涩，模糊不清，总爱揉眼睛，常伴有口渴想喝水，眼皮肿，就要去测个血糖，如果空腹血糖超过了6.5，那就是糖尿病开始向你宣战，一定要警惕。

很多病都能跟眼睛扯上关系，眼睛可以反映出身体器官的功能，高血压和糖尿病都可以引起肝肾功能异常，而早期的西医诊断是没有多少治疗意义的，过早地服用降压药和降糖药不一定就是好事。如果哪一天门诊的医生会用带有降服语气的话告诉你："得了高血压必须准备下半生吃药，糖尿病必须每天都要打胰岛素。"到那个时候真就为时晚矣。

早期的高血压和糖尿病都可以自调，同时再佐以调补脏器的中成药，有可能高血压和糖尿病再也跟你不相干。

高血压和糖尿病最终都会引起肝肾功能损害。在每年体检中肝肾功能正常，而血压和血糖开始不正常的时候，要改变往日的不良习性。高血压的人要戒酒、戒烟、戒熬夜，饮食要清淡，充足的休息和睡眠就是很好的降压药，一般早期的假性高血压都会回归正常。

一旦发现自己的血糖开始升高，都是太过于"富贵"。要适当少吃甜食、面食，改吃"忆苦饭"，也就是粗粮淡饭，再配合适度的活动排汗就可以调节内分泌，整日"富贵"地蜗居在家里或办公室，血糖是降不下来的。我接触过的很多被定性的糖尿病人，不吃降糖药，忌口，每天在公园里转上几公里，血糖就能恢复正常，这已不是什么新鲜的稀奇事。如果你也是这种情况，在公园里遛弯的时候总会找到几个同病相怜的人。

早期的高血压和糖尿病就是早期的肝肾阴虚。这种早期的虚不会体现在肝、肾功能的异常，首先是感觉眼睛不适，同时伴有头晕、口渴等症状，这也是人的脏器功能由30岁的旺盛步入50岁衰退的象征。养肝肾阴是中医调理这些慢性病独到的一面，说能延缓衰老并没有浮夸它的药物疗效。

明目地黄丸滋肾，养肝，明目。虽然中药的说明书上不会写能防治高血压和糖尿病，但早期的高血压和糖尿病引起的视物模糊，目涩畏光，迎风流泪都可以用明目地黄丸，肾和肝得以药物的滋养才会耳聪目明。

明目地黄丸每次吃一丸，一天两次，连服7天，秋冬季寒冷天可以吃10天。注意再好的药都不宜多服久服。

介于不同的体质和生活习性，在吃明目地黄丸期间如出现便秘、咽干、牙龈肿痛等症状，应及时停药。

气如幽兰，肤若美瓷——绿茶维C面膜

有一位40来岁的女性陪同她的朋友来我这里看病，说看完病后要去医院做“拉皮”。这个“拉皮”可不是餐桌上的菜，而是一种美容祛皱的手术，通过对脸部皮肤的拉紧提升，达到祛皱美容的效果。很多40来岁的女人想尝试却不敢，不是因为花钱多，要知道这个年龄段的女人，在这方面花钱是不会吝啬的，主要是担心手术的成功率，钱花了做不好不说，万一被做坏，就会毁了自己的后半辈子。这位40来岁的女性也是内心几番斗争，才决定要去做。因为来看病的这个人和我很熟悉，于是就征求我的意见，问这个手术到底该不该做。

我打量了她，皮肤白皙，只是额头和眼角处有少量的皱纹，在笑的时候才会更明显一些。我见过很多做过“拉皮”的人来门诊输液看病，大多是术后整张脸水肿，要用好几天的抗生素才能消肿，很是痛苦。想起那些人的痛苦状，再看到她也没有明显的皮肤松弛，我没有建议她去做“拉皮”手术，而是给她出了一个专门美容祛皱的方子，很简单的一个方子。当时她对这个方子还半信半疑，因为她一直在用国际知名品牌的化妆品，但了解了这个方子的药性后，还是决定要试一试。

也就过了一两个月，同样的一幕又在我的诊室上演，同样还是她们两个人，用容光焕发来形容这位女性一点也不为过：额头泛着亮光，眼睛有神得让你捕捉不到一点点倦意。她说原来只有用祛皱成分的化妆品，才会有皮肤紧绷绷的感觉，现在不用这些化妆品，也有同样的感觉，照镜子端详之下，才发觉自己额头和眼角的皱纹果然少多了。用了一段时间，刚见到她朋友的时候，朋友还真以为她偷偷地一个人去做过“拉皮”手术，结果一问才知道，原来是我的养颜方的功劳。

这个方子很简单，比起那些进口品牌的化妆品也十分廉价，而且易求。好了，不跟大家卖关子了，这个方子就是茶叶，更确切地说是绿茶，像龙井这样的绿茶。制作的方法也很简单，就是把茶叶用粉碎机打成极细的粉，在粉碎的时候一定要过筛，反复地过，直到像面粉那样细，越细效果越好。还要记住要用当年的茶叶，不可用陈茶，陈茶用后易引起皮肤过敏，效果也不好。

把做好的茶粉，用温水调成糊状，根据自己脸部的大小选择每次的用量，每次用之前加入一支维生素C针剂，拌匀，像做面膜似的贴在脸上，薄薄地糊一层，半个小时便可以洗去，每天睡前敷一次。连续做一个星期后，可以减少次数，隔日一次。半个月后，改成一个星期两次，巩固疗效。

《本草纲目》中说：“茶苦而寒，阴中之阴，沉也，降也。”茶是凉性，而40多岁的女性将近更年期，卵巢的功能开始衰退，最易火壮而生病。火为百病之源，火降则上清矣。外用茶粉做面膜是为了清除头面部的火，使人神思清爽、不疲惫。当然用在美容的角度就不止这些，西医药理认为，茶叶里含有嘌呤衍化物和大量的鞣酸，所以说对皮肤有收敛、抑菌的作用。

同时，茶叶里还含有维生素P。维生素P属于水溶性维生素，人体内无法合成，可以维持和增强毛细血管的正常抵抗力，降低其通透性，使脸部皮肤看起来更有韧性和弹性。一个巴掌拍不响，维生素P和维生素C，只有在共同配合下才能起到协同的作用，这就是做面膜的时候为什么要加入维生素C的缘故。

我提醒大家一句，如果你的皮肤易对某些化妆品过敏，比如说出现瘙痒、起皮疹、脱皮等症状，在用茶叶做面膜的时候，可以先在皮肤较嫩的部位稍用一点，等半个小时后皮肤没有异样的感觉时，再大面积涂抹。这样既让爱美的你达到美容的目的，又让你无须忧心忡忡地考虑做还是不做，免去“拉皮”开刀之苦。只需这简单的一抹一试，便获窃喜重重。

樱唇轻启，梅香摇曳——桃仁美唇膏

古时候女性美唇没有现在的唇膏，我们在电视里见到过，古代女性在涂唇的时候，用玫瑰花瓣夹在两唇之间，用植物天然的红色涂出樱唇。当然现在的唇彩品种繁多，不但好看，还不褪色。其实朱唇反映的不单是美观，更多的是象征着健康和活力。

我有一个爱漂亮的小表妹，她体质很差，属于脾虚、气血不足的体质。从小吃饭就很挑剔，不是这个不喜欢，就是那个不爱吃，现在20多岁的她身体娇小瘦弱。她最爱用唇膏，尤其是红色的唇膏，每天都是随身携带，因为她化淡妆不用唇膏的时候，非常难看，没有充足气血的滋润，嘴唇就会变得没有血色。西医检查她有点轻度贫血，她想从中医健脾的角度来改善自己的体质，说句实在话，在满足她美唇那点点虚荣的同时，主要还是为了健康。

补中益气丸和归脾丸就可以补中气、益气血、强壮后天。她开始听中医的话，坚持服用这些中成药，并且很注意自己的作息时间，工作再忙也争取不熬夜，煎炸类的食物一般都不吃。刚开始没什么明显的感觉，只是觉得不像以前那么容易累。中医说治脾病应看舌，所以每天刷牙的时候，她都习惯地伸出舌头来打量一番，原来舌体两侧有很深的齿痕，齿痕由多变少，由深变浅至没有，也就两个来月的时间。医生说舌体淡白没有血色，也是脾气虚、气血亏的表现。她的舌体由淡白变成粉红，由粉红变成气血充足的红色，整个过程都亲眼目睹。重要的一点是，她不再用唇彩了，她说那个颜色不自然，因为现在的她即使不用红色的唇彩，第一眼看到五官上的嘴唇也是红红的，很滋润。中医说唇为脾之苗，两片红润的嘴唇的确像两束火苗透着健康的美丽。

补脾气美唇治的是根，中医治病有句话叫标本兼治，我这个表妹能在这么短的时间秀出如此健康的美唇，和我提供给她的外用方也是大有关联的。之所以放在最后讲，也是为了让大家对这个古代的外用润唇膏的印象更加深刻。

这个润唇膏的调配也很简单，只有一味药，就是桃仁。可以把吃过的桃子的仁留下来，炮制的时候也需要像个专业的药师一样，把桃仁加工炮制，因为不经过炮制的桃仁有小毒。把新鲜的桃仁上锅煮开 10 分钟，等到把外面的一层薄皮煮皱后，捞出来放在冷水里激一下，皮就很容易去掉，放在干净的捣蒜罐里捣碎，这只是第一道工序。这样加工不够细，还需要进一步加工。

把捣好的桃仁泥放在干净的玻璃片上，用一个医用的压舌板，像和泥一样调来拌去，这样经过反复地加工，桃仁泥会越拌越细。最后再入适量的猪油，方言叫“大油”，加入大油后，用同样的办法调匀，调成微微发黄的漂亮的膏状备用，这就是制作润唇膏的全过程。不要觉得麻烦，等你涂在唇上的时候，会发现太值了。

每天晚上睡前涂一次，也像涂唇膏一样，薄薄地涂一层，第二天早上起床洗净就可以，每天只用一次。

言归正传，我的表妹平时嘴唇易裂口子，春、秋两季的时候，因为风多天燥，经常会裂口子出血，连吃饭都会受影响。她买过多个品牌的润唇膏，一天要涂好几次，涂多了就很油，但涂少了又不管事，对她这种顽固性的嘴唇开裂效果都很一般。那年正好也是秋季，她在我这里讨得这个方子外加一个压舌板，经过自己详细地加工并用在自己身上后，她高兴极了，多年的嘴唇干裂就这么简单地给治愈了。她还专门把其他润唇膏里的东西弃之不用，装上自制的润唇膏，放到冰箱冷藏处备用，结果经过低温储存，俨然就成了一个专业的润唇膏。她还把这个方法教给了单位里的许多同事，说是中医让她找到了自信和美丽。

中医用桃仁主要强调的就是一个“润”字，内服可润肠，外用可润肤。除此之外，桃仁还可以活血化瘀，增加皮下血管的血流量，这样也可间接起到一个抗炎润唇的作用。同时，桃仁可以使局部的气血更充盈，看上去更红润。用猪油作为调剂，是为了保证局部皮肤水分，这样桃仁才能发挥更好的效果。

我用这个方子多年，不知道治好了多少唇干、唇裂的患者。其实不单是爱美的女性，也有男性，还有很多小孩子，都用过这种方法。这让我在惊叹中医深奥的同时，更敬佩中医的面面俱到。

珠圆玉润齿微露——珍珠漱口水

据说刷牙是从印度传到中国的。古印度的僧人在吃完饭以后，把杨树枝嚼成细条状，用这种方法来剔除牙齿间残留的食物。这样做具有牙刷和牙签的双重功效，这些僧人也只有这样清洁完牙之后，才可以去诵经拜佛。

当然，我们没有必要去学古人通过咀嚼树枝来洁牙。现在有先进的牙刷和各种各样的牙膏，保证早、晚刷牙的良好习惯，大多数人也能做到，牙齿的清洁和卫生现如今已不是什么问题。其实这些都是牙齿的外在健康，真正做到有一腔健康的皓齿，还得要学古人，从中医做起。

孙思邈于《枕上记》中指出："撞动景阳钟，叩齿三十六。"这是古人养生的小贴士，对古文的理解也众说纷纭，这里我只阐述自己的见解，只教给大家自己的健康体会。我所理解的"景阳钟"就是后脑勺，叩齿就是轻轻地敲击上下牙。最关键的就是这个动作，其实就是一个简单的用手抱头的动作，用双手掌心盖住两耳，左右两手的手指放在后脑勺上。这样堵住双耳，你就在自己的头上建造了一个"人造钟"，抱住头的时候，你就仿佛置身于一个大钟里面，任外面机器"轰隆"，再嘈杂也影响不到你。然后用手指轻轻地敲击后脑，就像在外面有人撞击这个"人造钟"一样，每敲一下，叩齿一次，慢慢感受钟声荡去的余音，每天晨起和睡前各 36 次。

敲钟其实是在敲脑，起到的是健脑的作用，可以使人振奋，耳聪目明，神清气爽。干了一天的工作，混沌地睡了一晚，人脑这个生物钟就需要敲一敲、振一振，才会转得更有序，更富有活力。

人的身上唯一能看到骨头的地方就是牙齿。牙齿与骨紧密相连，这正是中医所说的“齿为骨之余”。西医说骨髓造血，中医说“肾主骨生髓”，这就说明一个道理，人到暮年的时候，肾气衰竭，牙齿就会脱落，所以叩齿可以坚骨补肾。上颌的牙齿是胃经脉络，下颌的牙齿属大肠经脉，所以叩齿还能刺激和通调胃经，增强胃肠功能，帮助消化；还可以促进大肠的蠕动功能，调节便秘，排毒养颜。叩击牙齿的时候，在防治龋齿的同时，面部肌肉还可以得到锻炼，使肌肉紧绷绷的，具有美容的效果。

在美白牙齿和防治牙病方面，还需要经常漱口，每次刷完牙后，喝一口特制的漱口水，不要马上吐出来，含在嘴里 1 分钟左右再吐出，然后重复一次，每天早晚各一次，或每次吃完饭或零食的时候，都这样漱口。方法虽简单，但对美白牙齿和防治牙病方面都有很好的效果。

记得一个女患者有爱吃零食的习惯，患上了牙龈炎，经常吃消炎药，牙齿上也生些黄色的牙菌斑，还有轻度的牙龈萎缩，因此经常去洗牙。用这种方法漱口后，就再也没有因牙龈炎吃过消炎药。如今她每次刷牙后，都不会忘记用这个方法去漱口，牙菌斑没了，牙龈萎缩也好了。

不单如此，原来的龋齿是她最担心的事，最近几年，基本每隔两三年就有一个牙齿报废。照这样的速度，她到不了 40 岁，牙都得要全部坏掉。现在担心没了，两年多了，一个龋齿也没有再犯，如今的她可以很爽朗地笑，笑还可以露齿。这全赖于珍珠漱口水的功劳。

漱口水的主要成分就是珍珠，把珍珠 50 克捣碎，用 500 毫升水浸泡一宿，再加热，煮开后 5 分钟，倒出半杯水，兑半杯白开水，最后加入少许的盐，约 1 克，这就是配制好的漱口水。

珍珠外用可以促进溃疡面的愈合，母珍珠 90% 以上都是碳酸钙。牙齿发黄，是牙釉质的钙剂吸收不足，用珍珠煎的水漱口，可以促进牙釉质对钙质的吸收，这样牙齿就会洁白透亮如珍珠。加入小量的食盐，是为了通过含漱的方法，起到消炎的作用，对牙龈和口腔病都起到了很好的防治作用。

方法简单，贵在坚持。只敲了几天钟算不上和尚，只叩几天齿也不能起到健齿补肾的目的。功夫不在深，却架不住日久天长，半年、一年，长期坚持，不知不觉十几年就下来了，等到你五六十岁的时候，依旧是齿不摇、发不落，才会真正体会到中医的伟大。

第 十 章

打造出水芙蓉般的靓丽容颜（二）

中医说毛发跟心、肝、脾、肺、肾有关，五脏对应五行。五行中，心属火，火本性向上，头发是长在头顶；肾属水，水气渗入地下，所以毛发就会向下生。从头面部的方位来看，下生的是胡须，胡须就属肾气生；人生气了会横眉立目，这是肝气太旺的表现，所以，眉属肝。

青丝缕缕雪花飞——去屑皂角刺

我们经常在电视上看到乌黑亮丽的秀发飞起来的广告，诸多洗发水的广告都喜欢在祛头屑上做文章，因为这种病太常见，不单是爱美的女性，男性也很多。人们通常不把头屑看成是一种病，以为简单地用点祛屑的洗头膏，就能轻松治愈。可结果恰恰相反，各种祛头屑的洗头膏都用了一个遍，每次有新产品上市，自己都要试用一下，当时用了确实有效果，但持续不了几天，又和原来没什么区别。有头屑的人都有一种感受，不是一洗无烦恼，而是越洗烦恼越多。中医有句话叫风邪易袭击人体的阳位。身体最靠上的阳位就是头部，所以说头部生皮屑先跟风有关，也就是说受了风邪，这是其一；其二就是热和燥易伤血动风，也就是说体内的热和燥，把本来很滋润的头皮内水分蒸发掉，只剩下干燥的皮屑，如果从中医的角度彻底治愈头皮屑，就必须润燥、清血热、祛风邪。当然有荆芥、防风之类的中药可以祛除风邪，但这些药都不是专门治疗皮肤病的药。我给患者也开过这样的方子，效果都不明显。一个电视广告启发了我，让我想到皂角，可皂角本身是有小毒的，即便是外用也应很小心。但果实有毒，枝叶就会很安全。由此我联想到了皂角刺的功效："可搜风，拔毒，消肿，排脓。可治有痈肿、疮毒、疠风、癣疮等皮肤病。"

我惊喜地发现这一味药几乎可以囊括整个方剂，于是抓了些皂角刺，自己先用了一次，效果确实不错，用完后的头发就像刚焗过油那么柔顺，更主要的是原来洗完头，头发一干，就会有一层头皮屑浮在头皮上。自从用了皂角刺，头皮屑从少到无，也就个把月的时间。因为自己的头皮是溢脂性的皮肤，头屑多，而且还有严重的毛囊炎，经常会长一些小的疖肿样的疙瘩或疮，自从外用皂角刺后，这些情况都不见了。

单味的皂角刺用法很简单，每次用皂角刺 10 克，用 2000 毫升的水浸泡一个小时后，文火煎煮 20 分钟。刚洗完头，待皂角水温合适后，用干净的最好是消过毒的干毛巾，蘸皂角水裹在头上，就像阿拉伯人头上戴的头巾，也就是包头巾那样，让皂角刺的药液充分接触头皮，十几分钟后再重复一次，最后不要用净水冲洗，好让药液充分吸收。

皂角是皮肤科的专用药，但现如今的皂角洗发液跟皂角水的效果不能比拟。我把这个方法推荐给很多朋友，祛除因辣、酒、肉、熬夜而蓄积在体内的湿和毒，熏蒸于头部生燥而产生的头皮屑，再加上口服祛湿、排毒、止痒的中成药乌蛇止痒丸，多管齐下，彻底拔掉这恼人的“韭菜根”。

头皮屑最恼人的就是痒，乌蛇止痒丸里有蛇床子、苦参、黄柏（黄檗）、苍术、牡丹皮可祛湿止痒；排毒有乌梢蛇、人工牛黄、强力清热排毒的蛇胆汁；当归就像是个引路人，带这支队伍入“血”，清除这些不应该有的垃圾。

乌蛇止痒丸一次 2.5 克，一天吃 3 次，饭后一小时服用，连服 3 瓶为一个治疗周，看清说明书上的注意事项和禁忌。其实好方法都不一定复杂，越简单越见真知。

一个职场上的女性用这个方法治好病后，反问我这样一个问题，她说，皂角有抗真菌的作用吗？说真的，我也无法给她证明皂角刺治癣和抗真菌是不是异曲同工，只有效果最具备说服力，所以我给了她这样的一个回答：“也许吧。”

我们在前面说过，女性属阴，也最易阴虚，阴虚就会伤风动血。所以对女性来说，从内因防治头皮屑或头癣是不可忽视的因素。从内因入手可以喝粥，粥养阴是循序渐进地养，更何况里面还加入了中药，这就是小米麦冬粥。做法也很简单，熬小米粥的时候加入10克的麦冬。在药房里购回的麦冬很干，不容易软，可以稍加工捣碎或浸泡后切成片再熬，最后熬出的粥里一定要加入十几片菠菜的叶子，一起服。上班族时间不充足的，也可以在高压锅里煲粥，一次煲出早、晚两次的量，睡前加热服用就可以了。小米能壮胃气、补脾气，麦冬则主要是养阴润燥，菠菜甘凉而质地滑嫩，有很好的清热润燥作用。确切地说，小米麦冬菠菜粥是女性专属的养阴粥。

还有的患者说，秋天易生头皮屑。这一点也不错，因为秋天燥，所以说在秋燥的时候要多喝水。另外秋天的水果最多，是四季中最便宜的时候。女性一定要多吃水果，不但能润燥不生头皮病，皮肤也会很滑嫩。

现在生头皮病还有一个因素是染发，好多染发剂会刺伤头皮。年轻人追求时尚也就罢了，可老年人染发就没有这个必要，银发是老年人的专利，也是老年自然美的象征。

我们说过烟、酒会助湿生热，也会上升于头面，甜点、浓茶、咖啡进食多了，头皮病也会不知不觉地爬到头顶。这都是不良的习惯，如果能改掉这些不良的习惯，你烦恼的头皮病会因此不药而愈。

有患者问我，头皮病和心情也有关系吗？的确，心情不好的时候，过度紧张，如上班的女性为工作熬夜，没有充足的休息时间，不能保证充足的睡眠，而导致精神过度紧张，也会生头皮屑。所以说，压力也是一个重要因素，要保持良好的精神状态，工作是做不完的，钱也是赚不完的，升职是水到渠成的事情，一切的一切都应在有序中进行，让我们携健康和薪金一起成长。

秀发映颈美如瀑——蒲公英快速生乌发

从中医的角度出发，头发、眉毛、胡须都归属于毛类，听起来似乎不雅，其实本来就是这么回事。你有没有注意过，人老的时候，有眉毛和胡子白而头发不白的老者，也有只头发白而眉毛和胡子都不白的人。仔细一想，还真是这样，到底是什么原因？中医能给你一个完整的答案。

中医说毛发跟心、肝、脾、肺、肾有关，五脏对应五行。五行中，心属火，火的本性是向上烧，头发是长在头顶；肾属水，水汽渗入地下，所以说毛发就会向下生，从头面部的方位来看，下生的是胡须，胡须就属肾气生；人生气了会横眉立目，这是肝气太旺的表现，所以说，眉属肝，也是符合常理。

中医有这样一句话："男子肾气外行，上为须，下为势，故女子、宦人无势，则亦无须，而眉发无异于男子，则不知属肾也明矣。"其实这短短的几行字，就说出了男女的生理区分，简单地理解，意思就是：男性肾气壮，血气上行，脸上会长胡须，气血下行至生殖器，注定男性的性生活旺盛；女子阴柔被动，血气下行，所以不长胡子，这一点跟男性有根本的区别，而这也体现出肾气充足的人，头发也自然健康的生理特征。

有一个 30 多岁的女性，最近脱发很厉害，也不知道什么时候，头上悄悄地爬上来很多白头发，因此她经常去理发店做头发护理，焗营养油已数不清多少次了，没办法了索性去染发，最终她觉得像这样的慢性病还是要看中医调理。她走进诊室的时候一手拎包，一手扶腰，我问她是不是腰痛，她说是又酸又痛，结果把脉一诊，还的确是肝肾阴虚。再一看她掉下来的头发，枯黄，粗细不一，根上也没有白点，分明是折断下来，而不是正常地脱落，头发梢还有分叉。补肝肾阴虚无疑就是六味地黄丸，我告诉她回去吃六味地黄丸就可以治好，一个月后复诊。

也就月余的时间，她如约复诊，腰的症状好多了，但头发还是脱，白发也没有明显的改善。她心里很着急，问我有没有速效的方可以调治。她真的害怕长此以往下去，没有几天头发就脱光了怎么办？

看她治病心切，想必她也不怕麻烦，我就告诉了她一个快速生乌发的良方，因为这个方子制作起来相对比较复杂，现代的女性真正有耐心的根本没有几个，所以很少讲给别人听。

我给她拿了蒲公英 200 克，血余 200 克，告诉她到市场卖土产的地方买一个密封盖的陶瓷罐，罐的大小是要能把这些药放进去。把罐子洗净晾干，蒲公英放在罐子的最下面，然后放血余，之后在上面撒一层盐，盐的量大约 15 克，一勺左右，再盖上盖子，最后用泥封好。说到这里有人会说，现在都什么时候了，还那么老土用泥封。这就叫古为今用，胶带纸封得再密不透风，也没有这个效果好。

这个时候你一定会想到，怎么像酿酒似的，还需要窖藏吗？这样做就是需要藏，只是天数很短，春、秋两季需要 5 天，夏天只需 3 天，冬天的时候需要 7 天。等窖藏的时间一到，千万不要动泥封，要架在火上烧，最好用柴火，用捡来的桃枝、槐枝、柳枝之类的都可以。

如今我们都住在大城市，这样操作有点难为大家。如果真不具备这个条件，也可以放在燃气上烤。但是切记一点，要先用最小的火，慢慢地烤，不然一开始就用大火，很容易把罐子烤碎，这样就会前功尽弃。烤到什么时候算好呢？要看泥封的地方，由于几天的窖藏后泥封的地方会干裂有缝隙，刚加火的时候，会从缝隙里冒出烟，等一直烤到没有烟冒出来的时候，整个炮制的过程就算完毕。最后，等自然冷却1个小时后，打开封，倒出里面的药，加工成粉，大功就算告成。

每天早上起来的时候服，每次7克，用水冲服。如果你觉得冲服难以下咽，就装成胶囊，一粒胶囊是0.5克，那么每次就应该服14粒，吃完以后，还可服一小杯红酒，以助药性。服用这个药，还有个需要注意的地方，就是在行经期间不要服用。

前面这个女性，我让她继续服用六味地黄丸，同时每天早上再服一次余发散，就这样又坚持了一个月。有句不夸张的话说得好，“头发一茎不白”，也就是说再没看到一根白头发，至于脱发，服药后十几天就没有再脱。

为什么药的效果这么好？终归还是一句话，就如前面中医论述毛发的生理，毛发属肾的根源一样，因为对症了。

“血余”这个中药的药名我们都没有听说过，等拿到药一看才知道原来就是头发。中医讲“发为血之余”，也就是说毛发是血所生，只不过一个是有形的毛发，一个是藏在体内无形的血而已。用血余治脱发，就是以发补发，调理身体的气血。

蒲公英是清热解毒的药。如今我们整天鸡鸭鱼肉，补得太过，自然会生血热，血热上行至头面才会使头发干枯或脱发，用蒲公英就是为了清热解毒治血热，血热清则发自安。

里面加入盐的成分是为了引药性归肾经。冲服这个散剂的女性会说，怎么觉得有点咸咸的味道。我只能告诉她们，那是在唤醒你沉睡的肾。

肾跟头发永远有扯不清的关系，精生气血，血荣于发，从开始说中医这就是印在脑子里的论据。掉头发，白头发，头发稀疏、干枯都是肾精亏损，精就是植物的营养来源，头发就是叶子，区别就是黑和绿的问题。

现在很多人没有闲暇做这种烦琐的药品工艺，网购的懒人做法倒是备受推崇，有现成的补肾精药，还要什么亲自加工。在网上一搜补肾精药，足不出户就可以拿到药，补肾精的左归丸跃然网上，想必有这方面需求的人也曾有过这样的购药经历。

上面的这些情况可以吃左归丸，有很多人吃药没有坚持力。如果家里的植物叶子枯了，两三次营养液的浇灌也不可能会有神效，左归丸至少要吃三至五个月，每日一次 6 克，一天两次。这种补益的药要空腹吃，上午 10 点，下午三四点左右，这两个时间段吃，更能够充分吸收其营养，发挥其效用。

左归丸专补肾中精气，滋阴补肾，填精益髓，专治各种虚劳，房事过度，熬夜所致的神疲乏力，腰酸，耳鸣。

大补的药不一定都有昂贵的人参和鹿茸之类，不一定是价格不菲。一盒左归丸的水丸只有 20 多块钱，能吃三天，每天还不够一个男人的烟钱，对自己的身体来说还是很值得的。

鼻梁高高气质佳——动动手指让脸部轮廓更立体

有一位将近 50 岁的大姐有件事来征求我的意见。她是一位很成功的女性，做房地产生意，如今生意做大了，钱也赚多了，开始入道信佛。她说有一个道教高人给她相面，说她五官长得还可以，唯一的缺陷就是自己的鼻子，建议她去做个隆鼻的手术，通过人工塑造一个高鼻梁，她的五官才完美无缺，财运才会更旺，身体才会更健康。

她就是因这事来征求我的意见，问我手术是做还是不做，有没有风险，有没有这个必要。说起来，整容本来就不是一件小事，更何况是对她这个年龄的女性，不知不觉我反倒成了她的决策人。

我当时很坚决地告诉她，不用去做手术，通过按摩的方法，就能塑造一个高鼻梁，就能改变你五官的所谓风水，不但会使你的财运更旺，而且还会使你耳聪目明，思维更为敏捷，还能在商界立于不败之地。我当时说得她半信半疑，谁知她真的如实照做了。看来医生的话真会被人理解成金玉良言，要不然怎么会有那么多上当受骗的患者，又怎么会成全那么多骗人的庸医。

差不多过年的时候，她专门拿着礼物到门诊来答谢我。开始我真有点无功受禄的感觉，结果听她一说才明白其中原委。她说，自己同行的一个女性就因为隆鼻，手术失败，到现在还在跟美容院交涉。她首先为自己庆幸，当然这不是主要因素，关键是她现在觉得自己的鼻梁真的高了，不单只是鼻梁高了，病也没了。原来她有慢性鼻炎，眉骨和头部经常会闷痛，这样就会影响她的工作、休息和情绪，越是成功就越会承担更多的来自各方面的压力，头晕、失眠、多梦是常事，原来一天到晚都是紧锁眉头，就是因为这种状态才让她产生找人看相隆鼻的想法。

她现在照我说的去做，这些病都好了，鼻炎好了，甚至头晕和失眠多梦也不药而治了。她紧锁的眉头舒展开后，鼻梁看上去似乎真的“高”了许多。她还特意让我仔细地看看是不是真是这样，我随声附和地说：“果真就是这样，我为你高兴，不受刀线之苦便能达到美容的效果，确实不易。”看着她洋溢着活力地笑着走了，我俨然一笑。

我让她每天按摩，用左手的大拇指和食指像揪肉似的，自眉心到印堂沿鼻梁骨下行至鼻翼两侧，每天早、中、晚各按摩 50 次。我告诉她坚持这样按摩，皮肤会紧绷绷的，能促进鼻梁骨两侧的血液循环，鼻骨会再次发育，继而达到鼻梁高挺的效果。

其实这简单的按摩是刺激经络穴位，达到按摩治病效果，这个过程依次按摩了攒竹、印堂、睛明和素髎等多处穴位。睛明和攒竹穴既治头痛、眩晕，又治眼疾，印堂和鼻尖的素髎穴同样也可以治头痛和眩晕，还可以治鼻渊症，中医叫鼻渊症，西医就是指鼻炎。患慢性鼻炎的人常会引起眉棱骨痛或头晕、头痛，那就是因为鼻腔黏膜充血、水肿，鼻窍的经络不通引起的慢性炎症，按摩鼻腔周围可以使局部的气血得以通畅，继而达到减轻充血水肿，消除慢性炎症的目的，也难怪缠绵难愈的慢性鼻炎会被这简单的按摩解决掉。鼻尖的素髎穴可治昏迷症，是因为素髎穴可以开窍、醒神。有人认为鼻尖处很脆弱不能碰，当劳累、精神不振的时候，你不妨碰碰试一试，会精神很多。

从西医的解剖位置我们不难理解这按摩的益处，鼻腔周围有额窦、筛窦、上颌窦和蝶窦，这些窦腔都直通髓海（大脑），其实按摩的同时也是给大脑途经各个窦窍至鼻找到一个宣散的场所，也难怪人会耳聪目明，也不难理解人为什么心烦郁闷的时候，会习惯性地用手去揪紧锁的眉头。

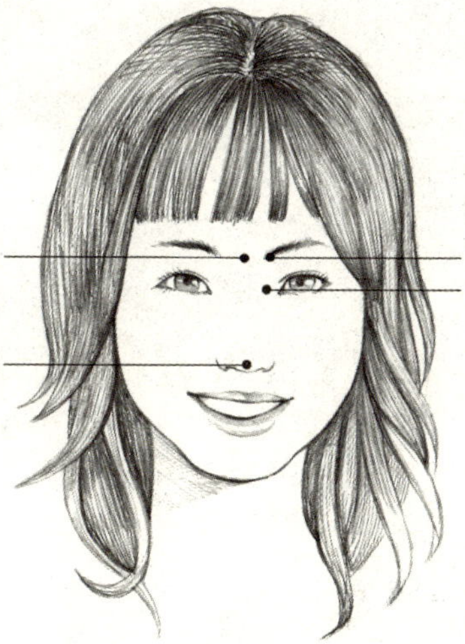
（两眉头连线中点）印堂
攒竹（眉头陷中，眶上切迹处）
睛明（目内眦角稍上方凹陷处）
（鼻尖的正中央）素髎

鼻梁高低与否，只能给人的视觉上带来不同，你说高了好看，她偏偏说高了难看。只有健康，才能真正让你感觉到耳聪目明，真正地“高”人一等。

春葱玉指美如兰——纤手、玉脚轻松得

手是女人的第二张脸，还真就是这个道理，比如说手上戴一个几克拉的钻石戒指，如果手上的皮肤粗糙，手指的关节粗大，就显得十分不协调。玉手配钻戒，因此才有了形容为“如玉之润，赶绸之柔”的玉手、妙足，即便是没有钻戒，单是纤纤玉手、金莲妙足又何尝不是每一个爱美女性的渴求。

我注意过大多数女性的手都是在30岁以后开始变质，由柔变粗，由润开始变得干瘪。通过这表面的现象你会认识到一点，这是缺乏水分的滋润，难道说过了30岁的女性身体内的水分就缺了吗？

确切地说是阴亏，是阴液亏损，手脚不荣、不温。有人说女人是水做的，生水的地方就是阴，如果阴亏了，水分就会匮乏。手脚在身体的末端，首先就会受到影响，就像树，缺水的时候先是枝叶干枯，所以说要想手脚变得滋润好看，先要补阴。

补阴不用天天抱着药罐子去喝，补阴也非一日之功。粥可以补阴、养阴，小米粥、糯米粥、大米粥等都可以，当然只是米粥会显得药力不足，所以说里面需要放中药：养阴的中草药非麦冬莫属；调补气血，药性温达四肢的一定是桂圆，也就是中医所说的龙眼肉；舌质淡白，一看气血就亏的还可以加点补气的太子参和人参；月经量少、色淡的还可以加点补血、活血的当归；舌苔厚湿重的还可以加点白茯苓或山药等，因人而异。说实话，真想为女性专门开个养生的粥坊，旁边坐一个老中医，喝粥前先经诊断，再因人去选择适宜自己的一种药粥，那我的这个粥就远远超过了只为充饥的范畴，喝粥养生调病才最合适。

说到这里有点扯远了，一般女性只选择麦冬和桂圆就可以养阴调病，每次不用多放，各入 5 克，熬成三四碗，早晚各一次，这样循序渐进地浇灌女性的这块阴地，才能真正地滋阴，补足水分。

有很多女性喝我给她们介绍的这种粥，其中也不乏根据症状在里面再添加一两味中草药。最后有的女性给我提出了这样一个问题，粥喝了，阴确实补足了，手脚也润了，皮肤也变得饱满了，还有什么办法，能让她白一点呢？

这个问题还真问到了点子上，白茯苓就有这样的效果。它是一种健脾祛湿的中草药，大多数女性手脚的色素比身上的肤色要深，是因为湿气较重，流注于四肢关节末端的缘故。突然间茅塞一开，我悟出了一个绝佳的美白手脚的办法，结果一用，果真是药效如有神助。

把白茯苓加工成细粉，取一袋 500 克的新鲜牛奶，放入 10 克的白茯苓粉，一起加热至沸腾后 3 分钟，待凉至 30℃～40℃的适宜温度后，用干净的毛巾浸透，以不滴水为度，分别裹在手脚上 20 多分钟，冬天室温冷的时候，可以把手脚放在有暖气的地方，以免凉得太快，效果差；夏秋的时候，天气暖和，可以外敷半个小时左右，每天一次。你想要的纤手、玉足只需十几、二十几日，便唾手可得。

一位快到 40 岁的女性用了这些方法后，调侃着对我说，结婚的时候戴戒指，老公就嫌她的手脚粗糙，说她不像个女人。这些年她数不清用了多少种润肤霜，都很失望。她窃喜地告诉我，现在老公最爱拉她的手，每次拉着她的手出去逛街，还会不经意地揉来捏去。冬天冷了，回到家里，老公还会把她娇嫩的小脚暖在怀里。什么叫幸福？她说到这里的时候，你可以想象她脸上的表情，那就是幸福，女性一生渴求的幸福！

如果我的女性养生粥铺开张，再加上我的女性美白养生食疗外用方，我一定开业一个月不收取任何费用，让大家免费试吃、试用。当然这都是因为中医让我自信，因为中医让女性秀色可餐。

附：妈妈的祛湿暖手袋

有天吃妈妈擀的面条，当煮熟的面条从锅里往外挑的时候，因手疼挑不起来，才注意到妈妈的手指因风湿而形成杵状指，心里很不是滋味。如果当年就知道这个办法，妈妈的手就不会是这样了。

炒盐暖手祛湿方，非常简单的食材，即两块钱一袋的食用细盐，在锅里炒热，放入一个事先做好的小布袋里，敷在手背上。布袋做得稍大一些，不要装得太满，交替互换，不要烫到手，每天晚上多敷一会，约一个小时左右盐凉了为止。下次再用，把盐再次炒热就可以。

看病需要把脉，我见到过无数女性的手，尤其是在京城打工的那些中年女性，做保洁打扫卫生的、在饭店里的洗碗工等，这些人的手稍上年纪，就会关节疼痛，到六七十岁以后也会像妈妈的手一样，一个个手指关节肿大，起初关节就像竹节，随着年龄的增长还会变形疼痛，这都是长期的劳作，寒湿痹症留滞关节，日久天长所形成的。

炒盐的功效就是止痛散寒，不同于热水袋外敷，是因为炒盐的温度持久能长时间发挥效用，只要每天晚上坚持一个小时，关节不会再痛，即便是已经肿大的关节，坚持外敷，疼痛也会消失或明显减轻。

想必这些外出找工的妈妈们也没有时间看这些保健书，希望其子女们看到后，告诉她们，让她们坚持用下去，你就一定不会像我一样留下太多的遗憾。

挑扁担、桃花散——秀出你的“小蛮腰”

如今减肥的西药因被指可诱发心脏病而勒令下架，这下子期待“小蛮腰”的爱美女性本想跃跃欲试一把，如今也只能望而兴叹。怎么办呢？去练瑜伽？去跑步？一天到晚家务活和工作忙得要死，要时间没有，再说根本也没那个毅力，眼看着小肚腩一天天变大，腰上的赘肉一天天增多，漂亮的衣服只能挂在衣橱里当摆设，外面的人称“肥婆”，回家找老公讨个公道，却被招来一句“小肥猪”当作安慰剂，真是既冤屈又郁闷！

不用郁闷，中医可以让你找回自信，重塑你的“小蛮腰”，还不用花大价钱，不需要耗费更多的时间。我一个好朋友的妻子就塑造了这个神话，她在这方面就颇有心得和体会。

她今年 37 岁，8 年前生了一个小男孩，生孩子的时候怕孩子的营养不够，一个劲儿地猛吃，本来 1.6 米的身高，60 千克算是标准体重，可她生孩子的时候竟然吃到了 85 千克多，可想而知她当时是什么样的体形，孩子总算顺产。一周岁给孩子断奶后，她就开始了漫长的减肥征程，先是节食，再就是针灸减肥、运动、按摩，甚至是前面说到的练瑜伽，她都尝试过。不能说没有效，她现在就维持在 70 千克左右，要说她也不算太胖，可最讨厌的是，肉全长在了腰和肚子上，她由原来的小鸟依人，变成了臃肿的贵妇人。我跟他们夫妇两个人关系都很不错，原来到她家里做客的时候，也经常拿她当笑料调侃。这次她的老公要去南方学习两个月才能回来，她想借此机会改变一下自己的形象，她说想给老公一个惊喜，所以求助到我这里。

说实话，我也没有搞过专业的减肥，对她的这种情况心里也没底。平时翻阅中医经典是我的习惯，我在《备急千金要方》中看到这样一段话："采三株桃花，阴干，末之，空心饮服方寸匀，可细腰身。"我的心里豁然开朗，这不就是桃花吗？桃花就有减肥的作用，不妨试一试。

再好的方子，也要对症。我这个朋友的妻子，自从生完孩子后，就开始有了便秘的情况，以前每天一次大便，现在要三四天才一次，喝凉白开冲的蜂蜜水、淡盐水，吃香蕉，甚至是果导片，办法想尽，便秘也没有解决。自便秘起，她的腰和肚子上的肉就逐渐开始增多，她也说如果解决了便秘就能解决她身上多余的肉。说到这里，我想起一个便秘的患者颇有心得的一句话："便秘的人就是每天喝凉水都会长肉。"果不其然。

《本草纲目》中说："桃花，性走泄下降，利大肠为快，用以治气实人病水饮肿满，积滞、大小便闭塞者，则有功无害。"桃花长在枝头，药性却是向下走，下走最能通便，大便通畅的感觉别提有多痛快了，人都说便秘的人吸收好，其实便秘的人最易发福长肉，便秘的人是肠道实。从中医的角度来说，气也实，气实的人最典型的症状就是胀满，还会经常出现双下肢水肿，一天下来，没走多少路，腿就像灌了铅似的抬不起来。桃花就是通利这些症状的良药，其实也是减肥求治的根本。

当时正值开春三月，也正是桃花盛开的季节，我让她去采集些桃花，在阴凉里晾干，然后把它加工成细粉，用温开水冲服，每天三次，每次7克，空腹的时候服用。除服用桃花粉外，我还让她做腰和腹部的锻炼，这个方法也很简单，躺在床上，同时把脚和头翘起来，就像是一根扁担同时挑起头和脚，只有屁股还在床上。这个时候你感觉到用力的部位是腰和腹部的肌肉，每次都要坚持，第一次可能连半分钟都到不了，但时间一长，每次都能坚持几分钟，甚至时间更长，到这个时候你就会有惊喜的发现。

她真是听者有心，第三天的时候就接到她的电话，她说桃花粉比泻药好使，用泻药的时候，肚子会痛，大便也会稀，但吃桃花粉，不但肚子不痛，大便也很痛快，一天至少一次，甚至是 2 ～ 3 次，次数多也不稀还很痛快，她高兴地说这种畅快的感觉好久没有体会到了。她说“挑扁担”也在练，就是这两天肚子和腰部的肌肉特别痛，痛得都不能俯身捡东西。我告诉她这样没事，过几天疼痛就会消失，一定要坚持下去。当时我一直在想一个问题，她是用什么办法采来很多桃花的，后来回想起来，她可能是在药房里买的，有一些中药店有卖的。

这样做可细腰身，她老公两个月后回来找我，“问罪”似的问我给他老婆施了什么魔法，我淡然一笑，调侃中更加深了朋友之间的友谊。

三月的桃花是天然的无毒中草药，当时万物刚复苏，唯有桃花提前绽放，不会因喷洒农药而受到污染。爱美的女性要收藏起来，不要让这么好的药白白地落入地下，充当了树的肥料，而失去它更大的价值。

再好的药，也有弊处。因为桃花药性向下，又蕴藏了深冬的凉性，所以怀孕或准备怀孕的女性最好还是不要服用，以免久凉下气而致堕胎流产。虽说没有文献报道或记载，也应慎之又慎！

换丰满盈润为袅袅轻姿——灸疗加山药

肥胖和什么有关，你一定会说当然是吃，这是最老实也是最确切的答复。食物吃下去先到胃，然后再经过脾的消化和吸收，也就是中医所说的脾主升清降浊的意思。我们也可以这样理解，脾不升则肿满，只消不化；浊不降，大便不通顺，脂肪在体内的堆积会更严重，想不胖都不可能，所以说解决发胖的根源就是脾、胃二经，解决胃的摄入正常，保证脾气正常的消化和吸收，就是减肥最有效的方法和良药。

一个爱吃的十六七岁的胖女孩子，吃过减肥药，扎过针灸，曾减下去过十几斤，但没有一个月就很快被打回“原形”，通便药可以说是她的家常便饭。一米六几的身高，75 千克多，这个体重和身高，你不难想象她有多胖。她能吃，但只吃不泄，三四天一次大便。看看她的舌苔是中间黄厚，舌体胖大，边缘有齿痕，她是典型的胃强脾弱，只进不出，只贮存热量，不通过代谢和消化，身体就像是个“仓库”，只有“入口”没有“出口”，又怎么能正常运转？这个问题，不是靠泻药就能解决的，要通过艾灸和山药控胃健脾，身体的这个仓库才不至于“物”满为患。

我让她自己找穴灸疗，这些穴位都在体表，自己就可以操作。先灸足阳明胃经的天枢穴、足三里、上巨虚和丰隆穴，每个穴位灸 5 分钟，然后灸腹部正中任脉的中脘穴 5 分钟，关元穴 5 分钟，最后灸足太阴脾经的三阴交和阴陵泉，同样各灸 5 分钟。8 个穴位，需 40 多分钟，每天两次，每半月为一个疗程。

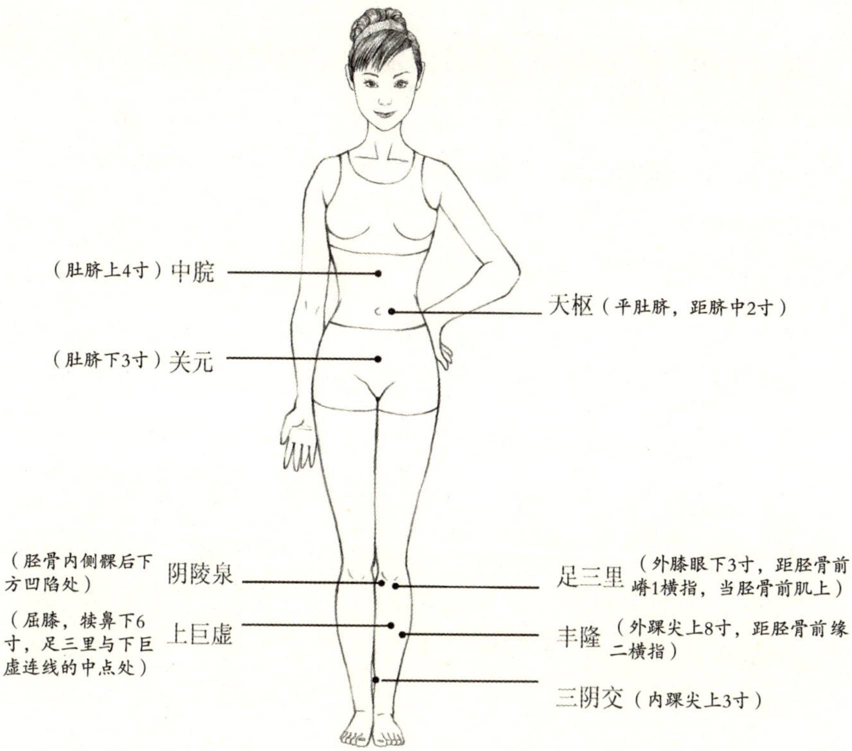

她问我灸疗的时候，要不要和扎针灸、吃减肥药一样，也需要禁食或少食。我说不用，可以正常吃饭，只是少吃油腻、肉类的食物便可，要多吃山药，市场上新鲜的铁棍山药，蒸、煮、炒都可以。为了减肥，她很听话，就这样一口气坚持了 20 多天，瘦了三四千克。除了瘦之外，她的大便通畅了，不用吃通便药，每天都会有 1 ～ 2 次。原来她每天还没有到吃饭的时候，胃里就饿得难受，于是就管不住自己的嘴，吃零食是她的习惯，现在之所以改掉了吃零食的习惯，是因为她现在不像原来饿得那么快，正常的饮食就足以达到她的需求。

我看了看她的舌苔，黄厚苔没有了，只是薄薄的一层舌苔，胃火和湿热已除，胃气已恢复正常，原来舌体边缘上的齿痕也看不到多少，脾气在复苏。这到底是为什么，是艾疗的作用，还是山药的功劳？

足阳明胃经的天枢、上巨虚和丰隆都有一个同样的功效，就是可治疗便秘，可以让身体的这个“仓库”有“入”有“出”，这样代谢正常，就不会导致体内的热量和脂肪过多地堆积。这只说明一个道理：要想减肥就必须要解决便秘。

灸疗任脉的中脘穴的时候，可使胃和肠道的蠕动增加而使代谢加快，还可以抑制胃酸的分泌过量，阻止了胃强“消谷善饥”的感觉，让你不会总感觉到饿，不总是想吃，解决了爱吃零食的坏习惯。

足太阴脾经的三阴交和阳陵泉，是健脾祛湿的要穴，通过灸疗的方法，来助脾升清降浊，使吃入的食物正常地消化和吸收，也必不可少。

最后还要灸疗任脉的关元穴，是为了暖胞宫、利小便，作为配穴，小便的通利和胞宫的功能正常，也是女性在减肥的时候，保障健康所必不可少的。

为什么要天天吃山药，山药能起到减肥药的作用吗？山药比减肥药的作用还要好，山药是补气药，也可以说是一味专门的健脾药。为什么她的舌苔边缘的齿痕下去得那么快，就是因为山药健脾的作用。

用艾疗这个方法减肥可能烦琐一点，但效果却是绝不虚言，不仅不会反弹，更不会因瘦身而损健康。

成为最美女人的养生秘诀——延龄蟠桃丹

什么样的女人最美丽？健康的女人最美丽。总结多年看病的经验，寒、热、湿、瘀、虚是影响女性健康的五大杀手，也正是影响女性美丽的主要因素。

寒，寒可以引起痛经，经络不通，肢体麻木、疼痛，手脚冰凉，会使女性的脸色发青，甚至是晦暗。现在男性所追求女性的美，不是林黛玉似的冰美人，而是健康活力四射的美少女。寒和虚往往会并存，简单的理解就是只有体虚的人才易着凉。补虚我们首先会想到什么？不用我说你也知道，当之无愧的自然是人参，可大补元气，扶正祛邪，正气足寒自然会避而远之。

热会耗津伤血，皮肤干燥，毛孔粗大。从学中医的第一天起就知道女性属阴，所以说给女性开的药方里经常会见到天门冬、麦门冬之类的养阴药，其实这就是养阴而润肤的道理。女性爱用保湿水，用了保湿水皮肤就不会干燥、粗糙，其实这只是用在表而不能达本，当时感觉皮肤会好一点，如果是在体内有热、津液不足的情况下，每天用 10 瓶保湿水，也不能达到润肤的目的。记得一位患者，在我面前夸一位韩国影星说，看人家的皮肤有多好，又白又嫩，好像用手指轻轻一弹就要出水的感觉。她说得一点也不错，这就是阴足，津不亏。如果你被医生确诊热盛伤血是主因，那就一定少不了清热凉血的生地黄，它可以入血分，不会像金银花、连翘类的药那样伤阴，如果再加上养阴的天门冬和麦门冬，就不用愁热清不走，水补不足。

湿可导致女性生很多病，如带下、月经不调、脾胃不和等。想到湿，就会牵涉另外一个字——“困”，有人会问是想睡觉的意思吗？是想睡觉，从浅义上说，湿重的人会一天到晚昏昏沉沉睡不醒的样子，一点精神也没有；往深里说，湿会“困”在肌肤，会使皮肤没有光泽，本应白里透红的肤色看上去发黑、发乌。这样的女性特别渴望变白，于是就在脸上涂厚厚的粉底，结果把皮肤涂得死板没有生机，越涂越难看。在用粉底无果的情况下，应该想到白茯苓，因为它能祛湿，可以帮助肌肤解困突围。有人说白茯苓就能起到美白的作用吗？还真不错，确切地说，白茯苓是通过祛湿达到美白的效果。

说到瘀，首先会想到瘀血，这样的女性肯定月经会不正常，总也逃脱不了痛经的困扰。其实，除此之外，瘀还会使体内的气血凝滞不通。皮下最多的就是毛细血管，只有里面的血液充盈，才不用靠涂腮红秀出红脸蛋。要知道天然的红脸蛋是体内没有瘀病的情况下点缀出来的健康色。恐怕这个时候不用我提醒，你也会想到中药当归。原来当归只能在药房里买到，现在我经常见到女性来这里买当归回去炖鸡。我问她们为什么要加当归？她们理直气壮地说，当归可以补血、活血呀。她们说得一点也不错，女性的血不但虚要补，还需要通。

祛寒补虚扶正有人参，清热凉血、养阴有生地黄和天门冬，祛湿有白茯苓，活血、补血有当归，这就组成一个方，一个专门使女性美丽的养生秘方。这个方还不是凭我的临床经验所组成的，其实这个方来自于清代的《医宗金鉴》。它还有一个很好听的名字叫延龄蟠桃丹，是养神润肤黑发的圣药，以前只有宫廷里的人才有福享受，现在只有让它发挥更大的效用，才对得起古人。

想必看到此处的你早已跃跃欲试，想马上就熬上一锅。先不要着急，听我详细地把这个完整的方子和配伍跟你交代清楚。延龄蟠桃丹的配方：人参 40 克、麦冬 30 克、天冬 30 克、当归 40 克、生地 60 克、白茯苓 70 克，在这个方子的基础上加入了既能补肾又能引药入经的怀牛膝和杜仲各 30 克，因里面温热的药偏多又加了 20 克清热的丹皮，最后再加入 10 克酸涩收敛的五味子，好把心、肝、肾的精气神收敛起来，这就是一个完整的组方。大家在药房里买这些药的时候，经过炮制或酒制过的应为首选。煎药也很简单，先用净水浸泡 20 分钟，上火开锅后，用文火煎半个小时，滤渣，加入蜂蜜 500 毫升，再用文火煎 20 分钟，待冷却后便成膏状。书上是延龄蟠桃丹，我们就称为延龄蟠桃膏，每次服 10 毫升，一天两次。

我把这个方子写在书上，也算是对得起古人。有很多用过的女性建议我把这么好的方子注册成中成药，一是因心力不济，再因为程序也繁多，就一直没有落实此事。效果胜于雄辩，我是一个多年从事中医临床工作的人，不喜欢纸上谈兵，注重的只是疗效。这个方子远远超出了保健的范畴，温补而不腻，还不上火，冷热兼顾。现在很多人吃保健品，会上火生痘，用这个方子，你大可以放心，不会出现这些现象。说再多，也不如你一试，相信一试你就会爱上它。

祛除眼袋，神采奕奕——黄瓜维生素面膜

女性有眼袋，生黑眼圈怎么办？有钱的女性可以花大价钱，每天都去做美容，没有钱的上班族可以回家后贴个黄瓜片对付一下。也有人看西医去调节内分泌，吃中药从清膀胱经、脾胃湿热的角度调理，也能消除眼袋，但病程长，见效也慢。

那有没有既快又省钱、节约时间，还不求人，一个人在家里就能操作的、一举多得的办法？有，我们还是在黄瓜上做文章，只需加入些维生素的小针剂，正确地贴敷经络上的穴位，那么小黄瓜就能起到大功效。这样，有没有钱、有没有时间全然不在话下。

黄瓜美容的正确方法不是简单地切下一小片，贴在脸上即可。要买500毫升的生理盐水一瓶，每次用100毫升，倒在干净的玻璃杯里，放入一支维生素B_1针剂，维生素B_1针剂的规格是两毫升一支，每支100毫克，每次一支的量就足够。把切好的黄瓜片放在兑好盐水和维生素B_1的杯子里，浸泡5分钟，便可使用。

睡前把脸洗干净，做眼部按摩一刻钟，让眼部的“周围轮匝肌”充分地放松，一是为了缓解眼部的疲劳，二是促进眼周围的血液循环，增强局部的毛囊代谢和吸收功能。从中医的角度上来说，眼周围的穴位很多，也可以起到通经络的作用。只有按摩后，贴上去的黄瓜片才能更好地发挥美容的作用。

这些工作都做完以后，拿出浸泡好的黄瓜片，分别贴在眼周围的上、

下、左、右四处。这四处分别是4个穴位，依次是上攒竹、下四白、左睛明、右太阳，要贴20分钟或半个小时。

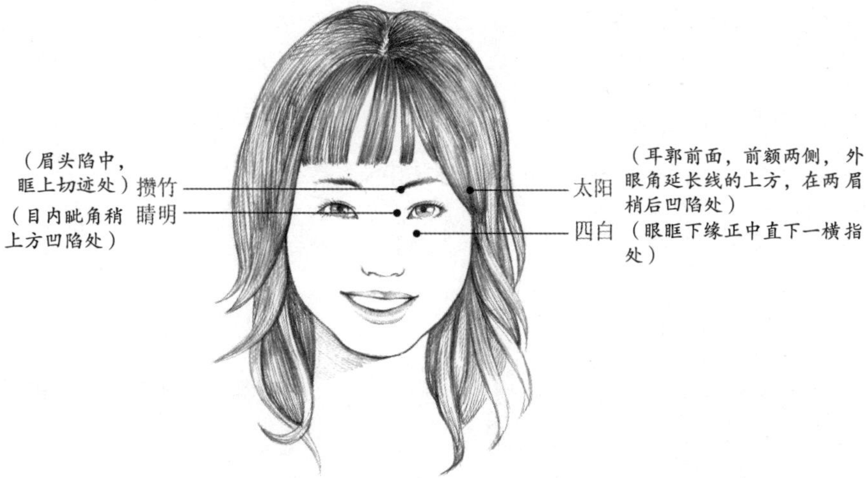

一个写文案经常熬夜的中年女性，眼袋和黑眼圈很重，一直用高档品牌的化妆品。她的皮肤对这种化妆品还有点过敏，稍用多一点或时间一长，就会出现皮疹或过敏反应，不过没有办法，为了不让别人看到自己的“熊猫”眼，还得耐着性子去用。刚开始让她用这种自制黄瓜片的时候，她对这样既廉价又方便的方法半信半疑，等用了十几天后，才发现自己的黑眼圈从淡到无，非常高兴。

现在她基本上没再用什么化妆品，一直坚持用黄瓜片。她说用后很舒服，有时候贴着黄瓜片，就不知不觉地睡着了。原来她总是对着电脑写东西，眼睛很容易疲劳，工作一天后头昏脑涨，现在这些症状都没有了，浑身上下透着成熟女性的魅力。同一个单位的几个同龄爱美女性都看在眼里，记在心上，以为她吃了什么上等的补品，还特意向她讨教秘方，等知道后皆是“嘘”声一片，但用后都是非常欣喜。

且不说黄瓜里面含有粗纤维和维生素E等，有养颜的功效，黄瓜的药性是解毒消炎，清热利水。放入维生素 B_1 针剂，是为了使局部能更多地吸收维生素。把维生素溶入等量的盐水里，再加上贴之前的局部按摩，局部发热，血液循环加快，能更快更好地吸收。用医用的 0.9% 的生理盐水和普通水的区别，就是为了能起到更好地“透”的作用。

为什么还要贴在穴位上？因为只有贴在穴位上才能直通经络，更好地发挥药效。西医有用维生素 B_1 和维生素 B_{12} 针剂做穴位注射，用于一些疼痛病的治疗，疗效神奇，这也是西药中用的道理。穴位注射不可自己操作，所以我们就采用这种外敷的方法，哪怕只吸收其中的 1/10，日久天长，也会水滴石穿。

攒竹穴是足太阳膀胱经上的头面部穴位。你心烦的时候一皱眉头，眼眉的内侧最高处就是攒竹穴。膀胱经湿热上行，刚开始是精神不振，萎靡、疲劳，之后湿气聚于头面不散时，起初会出现两眼发青，时间一久就会出现眼袋过重，所以说贴攒竹穴也是为了泄膀胱经湿热，祛除眼袋。

睛明穴也是膀胱经的穴位。经常熬夜的人，眼屎多、内眼角布满细血丝、两眼干涩、易上火、睡不好觉，更易生眼袋，贴睛明穴是为了清膀胱经的火，减轻眼疾，免生眼袋。

四白穴，也就是平时眼袋最重的地方，一个黄瓜片就可以完全覆盖四白穴，四白穴是足阳明胃经的穴位。经常爱吃烧烤、油炸食品以及那些工作忙得做饭的时间都没有，只能吃泡面充饥的人，这些人的胃火大，脾经易热，眼周围也易色素沉着，易生眼袋。贴四白穴，可以散发脾热，助脾散湿热一臂之力。

太阳穴，我们都知道，累的时候在太阳穴的地方擦一点清凉油，都会觉得神清气爽，起到振奋精神，醒脑的作用。贴黄瓜片也是为了醒脑提神，抗疲劳。

有病人用上面的方法后出现过敏现象，眼周围出现皮疹。经详细一问，大多是外敷时间过长，更有人什么时候睡着的也不知道。物极必反，长时间外用不是营养成分的浸润，而是异体成分的排斥，更何况里面还含有针剂类药物。

需要强调一下，外敷的时间不要超过半个小时，半个小时后便可拿掉，一天一次或隔一天一次都可以。如果出现了过敏反应也不要紧，可以外用含激素成分的三九皮炎平软膏。如果你担心这个药膏是激素类成分有副作用，可以外用丹皮酚类中成药软膏，也能轻松搞定过敏。注意不要涂到眼睛里，如不小心涂到眼睛里，应立即用清水洗净。

有很多女性问自己有熊猫眼是不是湿气重，我这里告诉你，如果你的舌苔白厚、吃饭易胃胀、食少，并同时伴有大便黏，不成形，这的确是湿气重。这个湿气来自脾湿。你可以吃两盒补益蒺藜丸，就可以解决体内的湿气。

补益蒺藜丸是健脾补肾的药，药吃完后最舒服的感觉就是大便通畅，胃口恢复的同时，你也不再需要补妆了。

女性在中年的时候很容易生眼袋和黑眼圈，尤其是经常熬夜，不能保证充足睡眠的女性。其实不单如此，现在我们都以精制米、白面粉为主，再加上工作忙，没有时间做饭，往往是简单的面食就代替一顿餐，这样我们膳食里吸收的营养和维生素都会不足，长此下去人就会出现食欲缺乏、手足麻木、腿酸沉重，原来步行上班都不觉得累，现在坐车去还觉得腿抬不起来。而且内分泌也会失调，还会因为维生素缺乏引起一些神经性的营养不良症，整个身体的代谢也会紊乱，更何况是长黑眼圈和眼袋。

所以我们不要以为精粮就是“好粮”，我们应该多吃粗粮，粗粮中维生素的含量远远超过这些细粮，如小麦的皮。记得小时候生活在农村，都会拿这些东西去喂猪，猪长得很快，里面的维生素营养成分可想而知。现在我在一些卖粮油的地方又见到了，这个东西就叫作麦皮，含维生素很多。我们都有喝粥的习惯，熬粥的时候每次加入一把麦皮来补充我们从膳食中吸收不足的维生素，再加上多吃点膳食纤维，还可以贴敷些廉价的黄瓜片，就会让自己不生黑眼圈，内分泌不再失调，永立中年女性的不败之列。

消肿消痛，祛除酒糟鼻——土豆维生素 B_6 膏

刚毕业在医院实习的时候，有一个护士给患者肌肉注射打针，打完针后，患者打针的地方有点红肿、疼痛。这位患者气冲冲地找到护士长来理论，护士长只是看了一眼，跟患者说："没事，这种情况多了去了，回家切几片土豆贴在上面就好了。"果然，这位患者回家后只贴了两次，好了，还专门为此来感谢护士长，并道歉自己的不恭。

没想到，小小的土豆片能派上大用场，这么简单就化解了一场矛盾，这件事到现在我还记忆犹新。后来，我在《药典》里查到土豆又叫马铃薯，一看它的功效才明白，原来土豆真有解毒消肿的功效，还可以专门治疗痈肿、烫伤、湿疹之类的皮肤病，也难怪它会有这么好的效果。

也是由此得到的启发，一次同学聚会，一个女同学鼻子上长酒糟鼻，其实也就是鼻子上长"痘痘"、痈肿样的东西，长在最显眼的地方，同学们都拿她开玩笑。她跟我说红霉素之类消炎的药膏不知抹了多少，也不管事，本来打算要找中医开汤药的，结果还没来得及去，同学们的盛情难却，先来参加聚会了，不过难堪倒也无妨，遇到我正好求个治疗的方法。

她让我想到了土豆，不过像鼻子这个地方，土豆片哪里又能贴得住，转念又一想，贴不住可以捣成泥呀，敷在上面，就能和皮肤充分地接触，吸收不就很好吗？于是我告诉她，回去后不用再抹什么消炎药膏，拿一个新鲜的土豆（越新鲜的越好，冬天储存的长芽发绿的土豆不能用），把土豆

洗净，去皮，切成小丁，放在捣蒜的容器里，捣成膏（如果家里有粉碎机，可以直接把土豆打成泥），外敷在鼻子及周围的皮肤上，早、晚各一次，每次敷半个多小时就可以。

几天后接到了这个女同学的电话，她说就这样敷了四五天，自己的酒糟鼻就好了。她兴奋地说，真没有想到这个方法比用消炎药还快。之后她一直坚持在用，用了短短的十几天，她还惊奇地发现，由于自己是脂溢性的皮肤，原来鼻子以及鼻翼的两侧过一段时间，就得用手使劲地挤压出好多脓样的分泌物，有的说是螨虫，有的说是毛囊炎，当时也试过很多方法，治疗的效果都不是很好，但现在自己再用手挤的时候，那些脓性的分泌物没有了，使劲地用手挤压只会出来一点点晶亮的皮肤毛囊分泌出来的油脂，这真是一举两得。原来因为这些情况，鼻翼的两侧及下眼睑的地方，总是颜色灰暗，30 来岁的自己看上去大了好几岁，这回总算找到了解决的方法。她把这个喜讯告诉我，在为她高兴的同时，我又积累下了一个良方。

这些年在临床上经常会遇到像这位同学这样的病症，我会给她们推荐这个方法，真是屡用不爽，并且在这个基础上还得到了发挥。对一些患有脂溢性皮炎的患者，还可以在里面加入一支维生素 B_6 针剂，一支是 100 毫克，放在土豆泥里拌匀，然后敷在脸上，同样也是一天两次，一次半个多小时。在冬天的时候，如果皮肤干燥，容易起皮屑，还可以在里面分别加入维生素 B_1 和维生素 B_{12} 针剂各一支，这样还能预防因天气干燥、寒冷带来的皮肤不适。

维生素 B_6 可以辅助性地治疗脂溢性皮炎，加入维生素 B_1 和维生素 B_{12}，通过外敷皮肤消炎治疗毛囊炎和脂溢性皮炎的同时，还可以通过外用给皮肤补充维生素，这样直接作用于皮肤，显效会更快。但维生素 B_1 和维生素 B_{12} 不能每次都用，每个星期用一两次就可以，用多了也会引起皮肤不适。

现在很多女性因来自工作和家庭等各方面的压力，会引起内分泌失调。内分泌失调在导致身体不适的同时，也是导致脂溢性皮炎的一个很主要的因素。脂溢性皮炎最易引起毛囊炎、毛囊阻塞而诱发痈肿及酒糟鼻，更重要的是影响女性的外在美。现在很多女性把这种方法当面膜用，效果很好。当然，它的功效也是很多化妆品替代不了的。虽是如此，我们也不能过分依赖，化妆品该用的时候还得用。

另外，需要注意的是，有极少数人是过敏性的皮肤，不但对化妆品过敏，对这些实用的外敷方也会有反应。过敏性皮肤的人，要先小面积地试用，如果发现起皮疹或瘙痒之类的皮肤不适，应立即停止使用，以免伤到自己的皮肤。

酒糟鼻、毛囊炎之类的皮肤病，都是因为体内有热，积久成毒，这些毒从哪出？上面唯一出气的地方就是鼻和口，这块“风水宝地”也一定会被选中，你根本就无权选择它强赐予你的这些“收获”。

“把它赶出去”，你一定是多次恼火得想把它清除掉。是的，除用上面的外用方法之外，还可以让体内的火和热毒“借条路走”，从肠道把它排下去，所以说通大便就是排毒的一种很好方法。

生这些病的人大多有一个便秘的毛病，可以吃连翘败毒丸，清体内的热毒，通调大便，一次吃一袋，一天两次，便秘的时候吃这个药，大便就会恢复正常的一天一次。也有女性或体质稍弱的人吃后大便会偏稀，也无妨，泻两天正好把这些毒排出去。

体内没有了火，这些病就好像是没有了“补给”，自然会“好景不长”，不要给这些热毒以可乘之机，防止便秘就能防治此病。

第 十 一 章

打造出水芙蓉般的靓丽容颜（三）

看舌可最先诊断肠胃病，通过舌苔可以了解到胃肠里面是热还是寒：寒的时候舌苔会白厚，舌面上“汪汪”地冒着水汽；胃热的时候，舌苔会发黄；胃热到极限的时候，舌苔就会发黑，随之胃口不好，口淡乏味，口苦。所以说，舌苔是胃的一面镜子，通过看舌苔就能知道胃的情况。

不同肤质的“白里透红”方

人什么样的肤色才是健康色？中国人根本的肤色就是黄色，有偏白的，也有偏棕色的，如果是偏白色的皮肤惨白，偏棕色的皮肤阴暗发乌，这样就是气血亏，身体不健康，肤色不正常。所以说不管是偏白还是偏棕色，只有“白里透红”的发黄肤色，才是气血充盈的表现，才是健康的自然美。

我有这样的一个女性朋友，她快40岁了，一天来门诊找我，说要走走我这个后门，开始我以为是托关系办什么事情，随即她拿出一大堆输液的药，我一看就明白了，原来是走关系让我给她输液。《医师法》对此有严格的要求，没有医师签字盖章的处方药品，一律不予应用，北京对此要求更严格，这不是通融的事，更不是钱多少的问题，这是对自己负责，当然更是对患者负责。

我看了看她的这些药，有维生素、保肝药，也有扩张血管的药，还有可以使血流减慢、使皮肤毛细血管的血容量降低的药。这时我明白了，这就是所谓的美白针。这些药我不便说具体都叫什么名字，是因为担心会有人在不了解自身的情况下，或是在没有医生的指导下照方去用，会伤身体。

我很婉转地拒绝了她，并给她讲清了里面的道理。人追求美是可以理解的，但不能走极端，保肝和维生素是可以用，但扩张血管和降低血流就不可取，药用上去，皮肤的确是白了，是因为皮肤表面里的毛细血管，原来的青和红色看不见了，最后只剩下白了，这种白是惨白，人一开始会觉得头晕，最后体虚得像一片树叶，任意吹来一阵风就能把你吹走。

用这些药的不良反应，其实她也知道一些，起初她认为美应该付出代价，最后听我这么一说，她决定不用。因为我告诉她，以健康做赌注，这个代价未免也太大，太不合算。她问我有什么既能美白又健康的办法。我告诉她不是我有办法，是中医有办法让她如愿。

《备急千金要方》里有这样一个方子：白杨皮、桃花、白瓜子仁三味，温酒调服方寸匕，日三，欲白加白瓜子，令欲赤加桃花，30日面白，50日手足俱白。当时她看到这个方子的时候，非常诧异，疑惑真有这么好的效果吗？她当机立断下决心要试一试，如果真的能达到这个效果，别说一个月，半年她也能坚持。

白杨皮用橘皮代替，以后你吃橘子的时候，记得不要把皮扔掉，要放在阳台上阴干备用。橘皮400克，桃花200克，白瓜子仁100克，放在一起加工成粉。桃花也要阴晾干的，白瓜子仁也就是南瓜子或西葫芦子的仁，剥好的仁不能马上用，也要在阳台上阴干几天，不然加工的时候，就不易打成细粉。把加工好的细粉分包成每包10克的小包，每次一包，每天三次。你也可以每次配制1000克左右，这样就可以吃一个月，每次吃完可以用保鲜膜罩好，冷藏在冰箱里也不会坏。

一个月很快就过去了，为了看这样服用到底效果如何，我的这位朋友还真够细心，特意地卸了妆，用高清的照相机拍了张照片，为的是和30天前的照片对比，观察疗效。看着两张照片，我也觉得有点不可思议，用朋友的话说，脱胎换骨估计就是这种感觉。我倒是没有这样觉得，给我印象最深的倒是她的健康和活力。

用橘皮是为了理气，统率一身脏腑的首先是气，气一定要通调，脏腑的功能才会正常。用桃花粉，不是因为桃花是粉色，脸色就会变红润，是桃花的药性下泄，通调肠胃的功能，中医说六腑以“通”为用，也就是说，只有通，体内的新陈代谢才能正常，才能排旧纳新。本应一天两次的大便，你却两三天也解不了一次，旧的不去，新的又怎么能来？有宿便的女性都有体会，皮肤粗糙，脸上长“痘痘”，都是常事，内分泌失调就更不用说。我相信你用后，不但会赞美桃花的美丽，而且还会爱上它的效果。

白瓜子，中医说的驱虫的效果暂且不说，单说它的营养价值，白瓜子富含蛋白质、不饱和脂肪酸、维生素 E、膳食纤维、胡萝卜素以及钾、钠、铜、铁、钙等微量元素，它的蛋白质是天然的，没有经过加工处理过，它的饱和脂肪酸所含的热量不会变成脂肪，不会让你积累下那么多的肥肉。不是说白瓜子有美白皮肤的功效，是因为它提供了皮肤必不可少的营养成分。

想必听了我这个故事，爱美的你也早已跃跃欲试了吧。你可以按上面的配伍去用，如果想白一点你就每次再加 5 克的白瓜子仁，想脸蛋红润更有活力你就再加 5 克的桃花粉，就能如愿。

有女性吃完这个方子说会腹泻，问怎么回事？是因为桃花有泻下的成分，有些女性的体质和脾胃本来就差，所以说瘦人易致腹泻，常有便秘的胖人则正中下怀，大便通调。

调整桃花粉的量就是这个方子灵活巧妙之处，易腹泻的人桃花粉的量改成 50 克或者更少。你也可以按上面的用药配比先少配制几次的量，看吃完后的反应，有泻减量，无则加量。

这是古方，现代人体质不同古人，再加上药材的安全性，是否有农药残留等，这些因素都要考虑进去。如果吃这个方子出现腹泻的同时，引起了高烧，就一定要停药并及时就医，不要为了美执意再服，这样定会伤害身体。

上古留方玉容散——女性美容通用的中药面膜

化妆品不可能适用于女性的各种肤质，如油性、中性、干性皮肤等，说明书上明明写着适用于油性皮肤，结果用完后，照样起反应，不是干燥脱皮，就是瘙痒、长疙瘩；有的化妆品本来写着是专门祛斑的产品，结果用了一段时间后，不但没有下去，斑还会明显地增多。有女性说，像这样的情况毕竟是少数，我告诉你错了，用化妆品有反应的女士一点也不少，且基本上去了医院，求助于医生。这样的情况对于身为医生的我来说，已是屡见不鲜，为此我也一直在寻求一种专用的、以治疗为主的中医美容面膜，适用于各种肤质的中药外用方。结果是“决心不负有心人”，几经周折，求得一古方——玉容散，并经多年的临床验证，让我倍感欣喜。

第一个试用玉容散的是一个好朋友介绍来的女性，当时也是因为熟悉，万一用后有什么不适也不会形成什么纠纷。这位女性的皮肤是千里挑一的过敏性皮肤，她对很多化妆品都过敏，试用过各种牌子的化妆品，用后一两个小时，脸上会有烧灼样的感觉，即使赶紧用清水洗掉，脸上也会难受好几天，没有办法，只能吃抗过敏用的扑尔敏（氯苯那敏）药片。记得有一次，过敏很严重，还迫不得已在脸上涂抗过敏用的激素类软膏，要不然真担心会毁容。明知道化妆品里面含激素，对身体不好，但爱美之心实难阻挡，何况自己的收入也不菲，又不是没有这个条件，眼看着已过 40 岁，脸上开始有雀斑和皱纹，又怎能让自己死心。

因为她是特殊的过敏性皮肤，所以她第一次用玉容散做面膜的时候，我告诉她先在颈下或耳前皮肤薄的地方稍稍涂一点，如果有反应，就不要再用，如果没有反应就可以放心地做面膜。当天晚上，她打电话给我说，刚涂上的时候凉凉的，感觉很舒服，过了将近半个小时也没有觉得不舒服，就放心地做了一层面膜，大约一个小时，再用净水洗掉，感觉神清气爽，摸起来觉得脸上滑滑的，就好像刚用过高级化妆品。她很惊喜，原来自己不近“人间烟火”的脸，却对中药不过敏。她高兴地用了半个多月，这半个月，她听到最多的就是周边人对自己的“奉承”，原来是奉承，现在是由衷地赞美，每天照镜子感受最深的是她，里面的玄机也只有她最清楚。

有了她的以身试方，我可以更放心地应用于临床，特殊皮肤的人都能使用，普通皮肤的人就更可以用。虽说我不搞专业的中药美容，但我的患者中女性很多，有这样好的方子，我一定会让它发光。一晃这么多年过去了，刚开始每试用一位女性，我都有一份记录，之后用得多了，就没有再记录。现在终于有机会写这本女性美容健康类的书，一定要借此机会向大家告知，因为中药美容这方面对很多人来说还是个盲区。起初的时候还为这个方子的命名而挠头，总结起来该方的效果主要是祛雀斑、润颜色，所以就起了“玉容散”这个名字。

这么好的方子，你也许会想是不是里面有冬虫夏草之类的名贵中草药？其实，这里面的任何一味药都是便宜易求的，在中药房里可以轻松地买到，白僵蚕、白附子、白芷各 30 克，石膏、滑石 50 克，丁香 10 克，冰片 5 克，共研成细末，每晚临睡前用凉白开水调成粥状，擦在脸上，不用擦得太厚，像面膜那样薄薄的一层就可以，每天一次，每次敷的时间最多一个小时。如果你想一次多配一些原料，就像抓中药一样，多抓几服就可以了，但一定要拌匀，加工的时候一定要足够细，可以用细一点的筛子，反复地多过几次，不要怕麻烦，要知道无论从经济和效果上，这样做你都会觉得值得。

方中的白僵蚕可以祛风通络。有人用白僵蚕涂在脸上治疗卒中后遗症引起的口眼歪斜，也就是医学上所说的面神经麻痹，为的是疏通脸上的经络。白附子是辛、热的中药，常用于大寒的病症，其实外用附子，就是为了抵消方中石膏和冰片、硼砂的凉性，这几味药都是寒凉之品。要知道中医的配方其实是很科学的，有凉药就有热药，既不会让你因大热身燥，也不会因大寒伤身。滑石粉，和我们平时用的爽身粉的效果一样，也是为了拔干、去皮肤的油脂。丁香和冰片一个是理气，一个是开窍，说理气药不如说是透气药，说开窍你也可以把它理解是醒脑，涂在脸上的时候，药性可以透过额窦和蝶窦，清香之气直通脑髓，让你用完之后神清气爽。这点也是中药美容的长处，因为中医不只关注肤，而且还关注神。

向大家透露个秘密，这个方子不是我自创的，这个方子源自清代古方，因不能在文献上搜到，就不再强调，可放心应用。

有读者问玉容散里的石膏是生石膏还是熟石膏？是生石膏，生石膏在经水调后也就会变成熟石膏，结果都是一样，这些是我没有特殊注明的主要原因。

需要提醒大家的是，这个方子也是古方，里面的用量配比，是用“钱”和“克”换算而来，十分精确，一定要严格按配比用料。另外药用面膜不同于上面的一些食材类，易出现皮肤刺激和过敏现象，这也正是中医药面膜为什么没有畅销在美容机构的主要原因。这些药材是否是地道药材？是否有农药残留？在无从考究的同时，为安全起见，你可以先短时间少涂一些在局部皮肤试用，安全后再涂整张脸。

这是个可以申请专利的方子，我考虑很久才把它写进书本的。谨记一位老师给我说过的一句话：“先利人，后利己。”这句话一直就是我写这本书的初衷。

垆边人似月，皓腕凝霜雪——祛湿美白粉

一位40多岁的女性，也是我的老病号，问我有没有专门可以让皮肤白皙的方子，这一下把我给问住了，自己也不是专门搞美容行业的，哪里来的美白方？看着40多岁的她脸色阴暗，好像在她的脸上你就不会找到晴天的感觉。当时正值夏季，衣服穿得也比较少，能看得出来整个身体的肤色都不好看，真有点提前步入老年的感觉。我当时也在想，我哪里有这个回天的能力，只能试一试吧，相信只要是对症下药，就一定会有效。

于是先看了看她的舌苔，一个字——厚，厚就是湿重，湿重就会伤脾。不用问，她胃口不好，吃饭没有食欲，靠她稍微近一点就会闻到很重的口气。我问她白带是不是很多？她回答说的确很多，尤其是近几年，她也想办法吃中药，用西药调治过，时好时坏，后来时间久了，也就习惯了。带下不正常也是湿重的表现，我顺便又进一步确认，她的脉就是滑脉，脉如走盘珠，更加确证了我的判断。

我拿起笔要给她开药方，她急忙对我说：“我不吃中药。”一句话让我手中的笔停顿了下来，心想不吃药，我怎么给你调治？她说近几年汤药吃得太多了，闻到就想吐，问我可不可以开些食疗方。食疗哪里有那么好的药效？她还真给我出了个难题。又转念一想，中药味小一些的中草药就跟食物没有什么区别，何不给她用这样的方子，像吃食品或保健品那样简单就把病治好，那又何尝不是一条捷径？

我提起笔给她开了一个既是中药，又可像食物一样吃的食疗方，只有三味中药，白芷、白茯苓、白山药，这三种药都是白色，都没有其他中草药那种难以下咽的苦味，白山药其实也就是山药。白芷 100 克、白茯苓 200 克、山药 200 克，混合在一起，加工成细粉后大约 400 克，每天吃两次，每次 10 克，饭前服用，可以吃 20 天。

女人为了漂亮可以不惜代价，更何况如此廉价又如同食物的食品，没什么药味，可以冲在水里、粥里，甚至是豆浆或牛奶里随时随地服用。

她很细心按时地服用了 20 多天，又来复诊。舌苔不厚了，吃饭胃口好了，吃到十几天的时候，她发现白带也逐渐减少了。原来自己经常熬夜，之后会很累，按说应该睡得好才对，但却经常失眠。我告诉她，这是因为脾，“脾不和，则卧不安”。她说最近这些天，倒在床上便睡着，一觉就到大天亮。她说的或许有点夸张，但从这次进诊室的时候，我看到她的第一眼，也觉得八九不离十了。

她气色好了，确切地说她白了，精神状态和以前没办法比，一个健康的人和患者在医生的眼里，前后两者的区分用蜕变来形容一点也不为过，这种感觉就好像你状态很好的时候和连续几个晚上没有睡觉之后的对照，患者自己的体会最深。这次她又拿了 40 多天的药，她问我还可以吃多久。我告诉她，40 天后，每天吃一次巩固效果，一直吃到你满意为止。

她为什么气色和肤色都好了，为什么白了？难道这个方子真有美白的功效吗？是的，更确切地说是有美白祛湿的功效，是因为体内有湿才不白，湿淫溢于皮肤，停留在面部或体表，就会导致皮肤晦暗没有光泽；停留在体内，脾就会没有食欲；下注于任脉和胞宫，就会带下异常。

湿在皮肤就需要有味辛的解表药去解，这里的功劳当属白芷。吃这个药的时候，会有微微发汗的感觉，那是在解表透湿。这时候出的汗和平时运动出的汗不一样，你可以闻一闻味，会略微有点湿重的腥臭味。

治病需要根治内因，白茯苓和山药就是健脾祛湿，当时我这样给她用药就是在想，湿性是黏滞难祛不假，但每天按时吃药，水滴都可以穿石，又何况是对症下药？果不其然，胃口一点点地在恢复，带下一点点地在减少，在无湿一身轻的同时，也达到了美白的效果。

如今我悟出一个道理，女性美白就得要先祛湿。如果说湿是美白的杀手，那我的祛湿美白粉就是湿的克星。

让肌肤如初生般细腻无瑕——玉颜膏

我有个女性朋友 40 多岁。坦诚地说，她是个很会持家过日子的人，舍不得花钱去买那些昂贵的化妆品，但脸部皮肤一直都很好。她一直做面膜，只不过面膜是自制的，现在她的面膜也得到了升华，是因为我让她在里面加入了一点西药的成分后效果更好的缘故，当然她也是用这种面膜的第一受益人。

每一个女性对面膜都不陌生，功能有保湿、控油、除皱、美白，种类繁多，现在科技发达了，有这些高科技的美容产品。那古时候的女性都从来不做面膜吗？做。古代的女人也做面膜。在清代的《医宗金鉴》中就有用绿豆做的玉颜膏，里面的主要成分就是绿豆粉。用绿豆粉做面膜美容养颜，早在史书中就有记载，所谓取之于自然，用之于自身，不用考虑里面是不是有什么激素，更不用考虑里面有没有什么对皮肤有害的重金属。

做绿豆粉面膜很简单，一般家里都可以备一个粉碎机，超市里有卖，一两百元，把绿豆打成粉，过细筛子，加工成极细的粉。每次用的时候，取适量的绿豆粉用开水冲，边冲边用力搅拌，调成糊状，待二十几分钟稍凉以后，加入一支维生素 C 注射液，维生素 C 一支 500 毫克，再次搅拌均匀，这样绿豆美容面膜就做好了。

用的时候，像抓泥巴一样，把它糊在脸上，薄薄的一层，大约半厘米厚就可以了。一般上班的人都比较忙，每天晚上睡前做一次，每次时间不要太长，也就一个多小时，然后用水洗净，洗净后无须再用其他化妆品。

有人认为敷的时间越长，效果会越好。记得有一个女性，每天晚上睡前敷，第二天早起才洗净，刚开始的效果还可以，不到一个星期，反而出现了皮肤过敏的现象，这就是久敷影响了面部毛囊和皮下汗腺的代谢而出现的不良反应。所以说，正确的使用方法就是一个小时左右。

我的这个朋友原来脸上的皮肤特别粗糙，美容院里的皮肤护理专家说，她有毛囊炎，还有螨虫，让她定期来做皮肤护理，去黑头。每次去黑头她都会很不舒服，忍着做完后，当时是觉得脸上稍光滑一点，可是没有三四天，又和原来一样。因为工作忙，她没有时间去美容院，所以就在家里做绿豆维C面膜，也就十几天的时间，脸上的黑头，一点点地减少了，开始是鼻两侧还有一点，最后黑头最多的地方——鼻频和鼻两侧的黑头全没有了，没有了黑头，毛囊里干净了，毛囊炎也不治自愈。现在，她的脸特别光滑，每天早起出门的时候，只化一点点淡妆，气色就很好看。她说，现在最爱做的一件事，就是洗完脸后，轻轻地用手抚摩自己这张光滑细腻的脸。

绿豆本来就是一味可以研粉外敷的中药，在临床上，就有用绿豆粉加大黄，外敷治疗腿肿、丹毒等症，绿豆的外敷效果是使毒疮内收而治愈。有一种治毒疮的药，叫拔毒膏，贴在毒疮上面后，会把毒拔出来，透毒外出，流出脓液，常容易感染。用绿豆外敷强调的一个字是“收”，拔毒膏强调的一个字是“透”。外用于美容方面，“收”的效果最好。

绿豆粉用开水冲泡成糊状后，药性全被浸泡出来，外敷到脸上，起到的作用就是清热排毒，减少对抗毛囊的炎症。没有炎症，毛囊的代谢就会正常；没有了黑头，螨虫自然也无藏身之处。

维生素C可防治坏血酸，对降低血管的脆性、增强机体的免疫力都能起到很好的作用。维生素C和绿豆粉合用在一起起到辅助治疗的作用，绿豆是在“打鼓”，维生素C就是在“帮腔”，既能提高皮肤的免疫力，又能帮助对抗毛囊的炎症。

有很多女性用绿豆、维生素C做面膜后，原来的化妆品少用或干脆弃之不用。还有一些女性反馈的信息中说，这样用有美白的效果，一些长期工作劳累、熬夜的女性，往往脸色晦暗，但用这个面膜后不久，就觉得脸上白皙有光泽。我真没有想到会有这么好的效果，也难怪我的那位朋友对这个面膜信赖有加，若非挚友，她都不愿意告诉人家，偷偷地一个人享受。

去面部死皮，容颜如洗——杏仁蛋清面膜

女性会用具有磨砂性质的洗面奶祛除面部的死皮。从专业的美容角度来说，这种磨砂的产品是不能经常用的，它会使皮肤表层变薄，破坏皮肤组织，极易出现种种皮肤问题。我有一个病号就是因为常用这种产品，脸上出现了从未有过的“高原红”，出现了这样的红脸蛋，就不好看了，因为这是病，不是自然红。还有女性因表层的皮肤变薄，会对多种化妆品过度敏感而出现过敏现象。

祛死皮是现在的新词，古代医家把这种现象统称为面部丑陋，继而诞生了专治死皮的面部丑陋方。因为脸上最易出现不良反应，所以刚开始用这个方子的时候，我首先是在自己的脸上试用，回想起来那还是一个很有趣的过程。

我是油性的皮肤，最易产生面部死皮，每次用香皂洗完脸后，如果不用毛巾擦干，像搓澡似的，用手在脸上一搓，就会搓下来好多污垢。这样搓完后污垢是没有了，但脸上会觉得生疼。这样会使皮肤的表层变薄，所以说单凭搓也不是办法，但这层皮肤代谢产生的污垢久了就会形成死皮，使脸部发黯而没有光泽，其实中医把黯也归属于面部丑陋病。

我倒不是担心自己变得有多丑陋，主要是为了使用这个祛死皮的方子。我在药房里抓了 100 克杏仁，下班回到家里，从冰箱里拿了 3 个鸡蛋，去掉蛋黄用蛋清，然后把蛋清和杏仁一起放入榨汁机里打成粥状，调少许敷

在脸上。

大约也就是一个小时，我刚想把它洗掉，妻子回家了，我赶紧上前去开门。妻子一进门就被吓了一大跳，不知道我在搞什么，等我跟她讲明后，她表态，如果效果好，她也会试一试。

我只涂了两天，再洗脸的时候，很奇怪，无论怎样使劲用手去搓，也没有搓下来污垢。脸上别提有多舒服了，没有死皮的脸可想而知是什么样子。我的妻子就是这样每个月都坚持用个六七天，闲暇的时候总见她摸着自己的脸对着镜子发呆，还自言自语地说，没想到古人也有美容方。

其实古人的美容方还有很多，这只是其中的一点小皮毛。据说古代的杨贵妃之所以令六宫粉黛无颜色，就是把这种无公害的美容方当作平时的护肤品，要不然当时没有那么高档的化妆品，怎么会使自己的容颜不老、妩媚动人呢？

好方子也不能天天用，脸上的死皮过多就是中医所说的（“黑”旁边有个“干”字）症，这是病，用 7 天的时间就可以把这种病治好。治好后从保健的角度来说，每个月用六七次就足够。

杏仁有美容的作用吗？有，孙思邈的《备急千金要方》中就有记载。杏仁中含有最好的维生素 E 和膳食纤维食物原，杏仁里的维生素 E 是天然的，对皮肤的代谢和抗老化起着举足轻重的作用。我听说现在有人喝杏仁粉美白，还有把杏仁制成杏仁霜做面膜而起到祛黄的作用。

用鸡蛋清调杏仁是为了更好地提高疗效，因为鸡蛋清里有丰富的营养成分，这些营养成分可以促进皮肤表面角质层的新陈代谢，代谢快了才不会产生死皮，皮肤才会更光滑亮洁。

上班忙碌了一天的你，就可以这样做：晚上吃完饭，临睡前，加工好杏仁鸡蛋清面膜，先不要着急用，再淘好半碗小米，淘米水一定要留下来备用，打开火熬小米粥，熬上粥再做面膜。半个多小时，粥熬好了，面膜做的时间也够了，清洗脸部的时候用淘米水，把脸部洗净后，无须涂化妆品，再喝两碗小米粥作为养胃健脾的夜宵。脾好湿自无，脸上的死皮跟湿气也有关系。中医有句话说得好，脾好颜色润嘛！

我们有没有注意过，洗碗的时候，如果用淘米的水洗，可以把碗上的油污清洗得一干二净，可以说比用洗洁精的效果还要好。用淘米水洗脸也是为了把皮肤分泌的油脂清理得更干净。

值得注意的是，杏仁是有小毒的，这也正是有人多吃炒杏仁会引起恶心、呕吐的主要原因。虽说只是外用，但长时间接触皮肤，也偶有人的皮肤会出现皮疹样反应。

生鸡蛋清是很多细菌的培养基，上医学院的时候就知道，长时间外敷在脸上滋润皮肤的同时，也会“亲和”那些细菌，原本安分的它们也会出来兴风作浪。

为了不出现外用的毒副作用，外敷的时间还是不要超过半个小时，遇到皮肤过敏特殊体质的人，敷上后出现痒或干痛的症状就马上洗净后停用。

半个小时后如没有淘米水，一定要用洗面奶洗净面膜的残留物，不要马上用化妆品。这个方子最好是晚上用，用完后净面一晚，早上起来后再次梳妆。

干医生这行时间越久胆子越小，因为经过、见过的坎儿多了，顾虑自然就多了，喜忧参半的同时收获的都是经验。没有功德，只要不出什么差错，本本分分看病，终老一生足矣。

只增岁月不增斑——藕片加维生素 E

藕片，我们只知道是餐桌上的一道菜，但有很多人还不知道，这道菜也是很好的美容产品，而且是小材大用，可以治顽固的雀斑和老年斑，有那些专治雀斑和老年斑类的化妆品所不及之处。

一个朋友的妈妈在文工团做演员，50 多岁，职业和年龄让她越发害怕衰老，每天最喜欢做的事就是照镜子，又正是更年期，卵巢功能衰退，内分泌失调，会生一些老年斑，本来更年期的人情绪就不好，看着一天天增多的老年斑，无奈之余，又平添了一份烦恼，经常把自己关在屋里，对着镜子苦恼自扰。

朋友说，他发现妈妈经常在脸上擦一些油光光的东西，日后一了解才知道，那是维生素 E 胶丸。他妈妈说这个可以治老年斑，经常涂抹，老年斑就会淡化直至消失。现在很多女性都在用，有的说效果不错，也有的说效果不太明显，众说纷纭，褒贬不一。

他妈妈说得不错，真有很多人把维生素 E 胶丸当成美容保健品，有很多人看病的时候向我问起有没有效果。确切地告诉大家，有效果，但显效非常慢，涂两三个月，是不会有明显效果的，往往需要涂半年，甚至是一年之久，才能显效。但很多人都不可能坚持这么长的时间，涂了一两个月后，看到没有明显的效果，就会放弃不再用。

说到这里有人会问，在说藕片呢，怎么又扯到维生素 E 上面来了？正是因为维生素E和藕片联合应用，才是祛除老年斑和雀斑的完美结合。我前面的这位朋友就是得到了我的指点，给妈妈买了些藕片回去。听说可防治老年斑和雀斑，他妈妈听了很高兴，便一直结合维生素E胶丸用了半年之久。去朋友家做客的时候，见到他妈妈，待人非常和蔼可亲，脸上几乎看不到什么斑点。老人的心态和面色也不像50多岁的人，显得很阳光、豁达，好像更年期和烦人的老年斑根本与她无缘。

这个用法也很简单，每次取两粒维生素E胶丸，用剪刀剪破，挤出里面的油状物于掌心，用双手均匀地涂抹在脸上，不要只涂上去不管了，要像洗脸似的做面部的按摩，因为有维生素E的油状物，就好像是在脸上涂的按摩膏，按摩起来很舒服，十来分钟就会完全被吸收；不要用水洗净，贴上已经切好备用的藕片，因为藕片中间有孔，20分钟后，需要旋转一下，这样没有贴到的位置也能充分地吸收，每次涂完后，可以贴1～2个小时，上班没有时间，下班后每天贴敷一次就可以了。

维生素E的功效，我就不再多说，现在很多的女性也都在吃、在用。但藕美容祛斑的效果却鲜为人知。藕生长在阴暗潮湿的泥里，一定是凉性，凉血、解暑、除烦。藕片中还含有丰富的淀粉和蛋白质，可以渗透到皮下，给皮肤提供必要的营养物质。所以说单用维生素E效果确实太慢，但加上藕片供给皮肤营养物质，可以说是“双剑合璧”，起到的是推波助澜的作用，也难怪此方可将原来的半年疗程减至现在的几个月，效果就非常明显。

为什么女性在更年期的时候用，在治斑的同时，更年期症状也缓解得那么快呢？起初我还纳闷，看到经络图才如梦初醒，脸部的穴位最多，而且直通我们的奇恒之腑——大脑。藕片为凉性，可以通过外敷头面入穴位，通经络，直入大脑，不但不会因更年期心烦，而且睡眠也会很好。

藕片易求，维生素E亦很廉价，作为晚辈的我们也可以说是孝母有“方”。有人说老年人脸上有斑象征着富贵，这不是老人的心里话，当老人与同龄人高兴调侃的时候，那才真是老人无斑一身轻。

当然，这个办法并不是专用于更年期的人，年轻人以及因为怀孕内分泌失调而长了很多雀斑的妇女，也很适合应用，相信你也会收到一份意想不到的惊喜！

附：藕片升级方

《爱莲说》中说："出淤泥而不染，濯清涟而不妖。"其义褒贬暂且不说，莲和藕一样美丽干净，我们用的是藕，藏在最脏的泥里，用在最干净的脸上，天然安全无毒，能充分体现它的美容价值。

用藕片贴脸有两点不足：一是藕片有孔，总有吸收不到的地方；二是藕片硬，不能完全覆盖皮肤。不如干脆把它榨成汁，但汁太稀，榨完汁后，还要把藕渣和汁搅拌在一起，这样才会是黏稠的粥状，然后再刺破两粒维生素E胶丸，倒净里面的油状液，充分和藕汁搅拌在一起，敷在脸上。

有很多人的皮肤易过敏，即便是最天然的食材藕片也不例外。这里面有两种因素：一种是本身就是过敏体质造就的皮肤过敏，什么样的化妆品和面膜她都不能受用，这样的人干脆就不要用；另外一种是外敷的时间过长，两三个小时，有人甚至敷一整晚，多数人外用后脸上过敏都是这个原因。

需要大家注意的是，用加工好的藕汁做面膜外敷最好不要超过半个小时。半个小时左右，敷上的藕面膜里的汁液已经被皮肤吸收，发干，这个时候再敷下去就不会有美容的价值，只会导致皮肤上的毛囊阻塞不通，在毛囊里残存的杂菌繁殖引起红肿，产生类似皮肤过敏样的不适。

过敏后有两种补救的办法：如果是皮肤过敏引起，可以外用尤卓尔软膏，因药物含激素成分，能快速减轻过敏引起的皮疹和瘙痒；如果是外敷时间过长引起类似过敏样的皮肤不适，可以用夫西地酸或百多邦（莫匹罗星）之类的抗菌消炎软膏，也能快速治愈。

痧板刮一刮，“痘痘”轻松除

一位快到40岁的女性因脸上长了“痘痘”来看病，她长“痘痘”断断续续都快一年了。西医说是内分泌失调，让她注意休息和睡眠，开了些外用的软膏，擦了几次倒是下去了，可没几天又冒出来了。她仔细一看软膏的成分，都是激素类的物质，也难怪会复发。她说都快到40岁的人了，难道还在长“青春痘”不成？说起来让人笑话。不管它是什么，怎么也得想个彻底治疗的方案，这就是她来就诊前的心情。

我看看她的舌苔，中间是黑色的，问她刚才有没有吃过含片之类的药。她说没有，自己黑色的舌苔都快一年了，也不知道怎么回事。有时，晨起也刷舌苔，经常感觉到嘴苦，味觉差，吃饭专挑口味重的食物，吃得比较咸，大便也经常干，小便也黄。她的身体较瘦，看过中医说自己内火重，也吃过些清热解毒的中药，“痘痘”还照常隔三岔五地长在脸上。

像她这种内热炽盛的体质，刮痧是一种很好的办法。我让她先刮身体的阳经泻火，排出身体内的毒素。身体内哪里是阳经？当然首推背部的督脉，督脉主一身之阳气，用刮痧板在身体的背部，均匀用力地向下刮，刮痧慢而用力为泻，稍快用力小为补。先从颈后最高的那个骨头（大椎穴）刮起，大椎穴处皮肤薄，手法要轻，刮5分钟即可；然后沿大椎穴依次向下，脊正中及脊柱两侧的足太阳膀胱经的肺俞、脾俞、胃俞、三焦俞、大肠俞；最后在尾部的长强穴两侧刮15分钟。她的爱人很乐意为她效劳，还专门买了一个牛角的刮痧板，每天晚上都给她刮半个小时才睡觉，她很是感动。

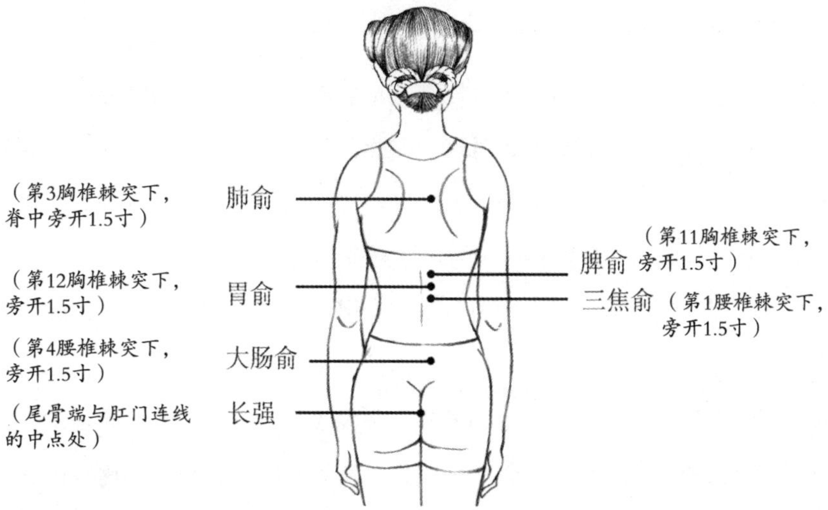

除刮痧之外，我让她再加上口服的清内热排毒的药——皮肤病血毒丸，坚持吃半个月；她平时吃水果很少，让她每天吃两次维生素 C 片，每次一片，要吃一个月，还要养成吃水果的习惯。煎炸和烧烤的食物是不能再吃了，如果不忌口，就如同火上浇油，火会越烧越旺，舌苔会越来越黑，“痘痘”自然会越长越多，还要吃得清淡一点。她说吃清淡了会觉得嘴里没味，我说没事，你很快就会觉得吃饭很香甜。

果不其然，第一天刮完痧，早上穿衣的时候，把她爱人吓了一跳，背上看到了两行又宽又深瘀血样的痧印。我告诉她这是内毒外泄，不必大惊小怪，要隔日一次，坚持刮下去。过了四五天，她刷牙的时候，发现自己原来的黑色舌苔变淡了，过了十几天基本上就看不到黑苔了，现在嘴不苦，吃饭的胃口好多了，每次和家人一起吃饭都能津津有味地吃上一顿。

20 多天的时间，“痘痘”下去了，什么药膏也没有用，讨厌的“痘痘”永远和自己说拜拜了。她来复诊的时候，临走扔下一句话至今我还记忆犹新，她说："像这样的慢性病还得找中医。"

她说得不错，中医调治这样的病的确很有优势。我这里所说的优势就是很少有不良反应，治病求根，还省钱。

看舌可最先诊断肠胃病，可以通过舌苔了解到胃肠里面是热还是寒：寒的时候舌苔会白厚，舌面上"汪汪"地冒着水汽；胃热的时候，舌苔会发黄；胃热到极限的时候，舌苔就会发黑，随之胃口不好，口淡乏味，口苦的症状也会有。吃皮肤病血毒丸，能解皮肤的毒气，但它也是先从饮食入胃，吸收入血，先解胃肠里面的热，再清血液里面的毒。

人人都知道刮痧能排毒，为什么都习惯刮背部？因为背部是督脉的阳经所在，主管一身的阳气，要想使体内的毒气排得快，唯背部的督脉是首选。刮痧板每次沿脊柱刮下去的时候，宽度应该可以覆盖督脉和足太阳膀胱经在背部的所有穴位。黑舌苔转正常之所以见效那么快，跟这样的刮法有直接的关系。

大家平时要养成吃水果的习惯，如果吃水果过少，要注意补充一些维生素 C。上面那位女士，我让她口服维生素 C，也是为了提高她身体的免疫力，对爱长"痘痘"的她起到一个辅助治疗的作用。

后 记

我是名普通的门诊医生，像一名全科医生一样服务在医疗的最前沿。常有病人问我最擅长看什么病？常见病。门诊接触最多的就是常见病，我每天都会接诊不同性别、不同年龄段、不同病种的患者，这需要对博大精深的医学知识都了解一些，才能在有限的医疗条件下给出最正确的诊断和治疗。我一直是在探索中前行，我的职业信仰就是照顾好这些陌生病人。

少花钱，治好病，这既是病人屈尊到门诊看病的初衷，也是给我开出的条件和要求。一直秉承这样的心理给人看病，开 5 服中草药汤剂，至少也要一两百元，把汤剂换成中成药丸散剂，只需二三十元，同样能吃 5 天，而且这些丸、散剂随处一个药房都可以买到。

用药不讲贵贱，讲对症，我已经习惯给病人开这些便宜的中成药来代替汤药。我可以更直白地说，自己从事的医疗也是商业行为，但建立在能够养家糊口之上的是良心，大家来我这里看病没有大刀猛药，只有病人之间的口口相传。

这本书出版在几年前，如今再次翻阅，字里行间透着稚嫩和不足。借此书改版再印之际，把日常勤奋得来的小方法再次添加进去，能帮到需要的那些人，是对我内心最大的慰藉。

经常收到全国各地病人寄来的当地特产，都是一些通过网诊治好了病，从未谋面的朋友。他们亲切地称呼我“李医生”或是“李老师”，我谢谢大家的认可，让我收获了大家的尊重和感情。再次在这里谢谢大家！谢谢大家的厚爱！我会更加努力地更新自己的医学知识，肩负着冥冥中上帝所赋予自己的使命，一直走下去。

问答部分

138***598　问：**

你好，李医生，买了你写的两本书，《李军红说新妇科千金方》和《父母是孩子最好的医生》，这两本书对我确实所需所用。我本身就有慢性宫颈炎，用了你书上写的冰硼散和灭滴灵（甲硝唑）治疗。现在用了5天，不知道还要不要用下去了。因为这几天清水白带很多，当然，不是用了药以后才多，本身这几天就多，现在有点肚子坠感痛，我该怎么办？清水白带多是什么原因？怎么治疗？还有那个药要继续用下去吗？

答：清水白带多是卵巢内雌激素的作用，它会使宫颈口松弛，扩张，继而宫颈黏液分泌增加，变稀，还有黏性，还会是拉丝状，如果稍伴有体温升高，这就是说在排卵期，不需要紧张，不是病态。冰硼散和灭滴灵（甲硝唑）治疗5天就可以停用药，你只是一个宫颈的炎症，没有进展成宫颈糜烂，不需要再外用药。不要小视宫颈黏膜的自我修复能力，这样是完全可以康复的。

用户2654845674　问：

李大夫，您好。我看了您著的《李军红说新妇科千金方》后，开始制作方子里面的祛湿美白方吃。想请教您这个方子月经期间可以吃吗？我的舌苔是黄厚，带下量有几天多，其他天正常，月经不正常，周期长，拖尾。那么请教一下我适合吃这个祛湿美白方吗？那些粉用开水冲服还是温水冲服的效果会更好一点呢？还有一定要饭前服用才有效果吗？饭后行不行？谢谢您的答复！

答：带下量多如果是在月经周期的中间那几天，是在排卵期，如果没有异味就属正常；月期周期长、拖尾，如果最后几天有暗红色血渣，是胞宫有瘀，可以先吃 5 天的益母草颗粒调理一下经血，后期可以用祛湿美白方。要用开水冲服，如果平时您的胃不太好，可以饭后服用。

ewintao 问：

李医生，您好。我想询问一下关于月经不调的情况。本人 33 岁，剖宫产两次，最近一次是一年前。现在月经经期一般都在 10 多天，开始的头两天量很少很少，色偏黑；第三、第四天量十分多，有时像流水一样，血色也是很深偏黑；接下来还会有 7 ～ 8 天的拖尾难净。且经期不准时，一般都推迟一个星期到 10 多天。

请问像我这样该如何调理呢？望详答。谢谢！

答：一年前剖宫产子宫内膜还是没有完全复原，正常的月经颜色稍偏深，推迟 10 多天就是月经不调。如果行经前有痛经或小腹坠胀，同时伴有腿沉、乏力、腰酸，有时候还伴有心慌气短，首先是身体虚，气和血都不能支付身体的开支，才会出现这些症状和经血不调，月经推迟。这种情况还是要先调经血，宁坤养血丸吃 10 天可以调经血，10 天后再吃内补养荣丸补身体，补气血亏，20 天后你上班忙碌一天都不觉得累，气血就补上来了，月经随之也会正常。

茁壮成长 问：

李医生，补充一下我的情况。生完孩子这 5 年身体特别差，总爱感冒。人也胖了。每次月经按时来，只是经期特别长，要 12 天左右。特别容易上火。夏天怕热，一身一脸的汗；冬天怕冷，特别是背部怕冷。性冷淡。脸色挺好的，白里透红。前段时间便秘，吃多少水果、蔬菜、蜂蜜都没用。受了寒湿就会背部疼，吃太多寒凉的，或者冰冻的，胃对应的背部也会酸痛，要用热水袋敷才觉得舒服，但心里热得就想吃冷的。裤子穿得一点点紧都不行，不然腰、腿都会胀痛！以为是肾阴虚，去年吃过六味地黄丸没改善。这次腰痛了有一个月，吃金匮肾气丸感觉好多了，只是昨晚又痛。你看我该咋办？

答：爱感冒是免疫力差，没有旺盛的气血，就没有强悍的免疫力。12天的月经期太长，起于胞宫的任脉，统领月经血，任脉寒月经血延长，寒是你身体的主因，损耗肾阳也只是早晚的问题。怕冷、性冷淡以及便秘，问题都出于肾阳虚。胃和关节的热感觉舒服都是星星之火，只能起到暂时的慰藉。

六味地黄丸补肝肾阴不对症，效果自然不好，吃金匮肾气丸补肾阳有效果，这才是情理之中的事。补肾阳的药有很多种，既补精又强阳的药是五子衍宗丸。最对您症的是先吃五子衍宗丸，怕冷、手脚冰凉、性冷淡都都会消失，只需吃两三盒，每次 6 克，每天两次。如后期关节还是觉得不舒服，可以吃专门治痹症不通的尪痹痹颗粒，每次一袋，一天两次，吃两盒药后关节冷、胀痛的症状就会消失。

用户 2179446745　问：

李医生，您好。我看过您的书。现在我女儿（21 岁，未婚）检查出得了多发性乳腺纤维瘤，大小分别为 1.91 和 1.32。医生建议开刀，我不想让女儿开刀。可以用您的三七陈皮胶囊吗？如果能用，每次每天的用量是多少，急盼，谢谢！

答：开刀是西医的最终治法，可以先用中医调治。乳腺纤维瘤的中医病因就是肝气，遇事想不开，处事过于情绪化，动则伤肝，肝郁则气结，左右肋都属肝区，先是胀满，日久形成结，结成乳房肿块。多发性乳腺纤维瘤不是一两天就能形成的，时日已经很长，用三七陈皮胶囊两味药就显得势单力薄。可以吃中成药，先吃龙胆泻肝丸把肝嚣张的气焰打下去，然后再吃乳癖消，癖其实就是中医所说的结在乳房里的“痞块”。

龙胆泻肝丸可连吃两盒，两盒吃完后再开始吃乳癖消。有很多病人两种药一块吃，觉得这样效果更快，这样是错误的。我给病人开药大多是吃完一种药再吃另一种，两种药同时吃就如同吃两个中医开的两服药，这样断然不可。吃一种药的药力够与不够，完全取决于有没有看到“根儿”上。

用户 2654845674　问：

李大夫，您好。我看了您著的《李军红说新妇科千金方》一书，收获很多。如果我在北京或北京附近一定亲自找您面诊，可惜我在路途遥远的广东啊。在这想向您请教一个问题：我本人晚上难入睡，没有每天排便，舌苔白黄，吸收和胃口都不好，很瘦。想问您一下可以吃什么中药来调理一下，让我可以容易入睡和胖一点。盼望您的答复，谢谢！

答：胃口不好西医说是消化不良，中医就是指脾胃差。对这样的慢性病，西医促进胃动力的吗丁啉（多潘立酮）只能解决一时的问题，长期的消化和吸收还得要依赖脾胃。为什么您的睡眠不好？正应了中医那句话，脾不和则卧不安，您需要吃归脾丸，调脾胃让您吃饭有胃口，益心气让您睡得香。如果您不上火，大便偏稀，还可以吃人参归脾丸，效果会更快。

归脾丸可以吃蜜丸，每次一丸，一天两次，吃 15 日为一个治疗期。药吃到舌面上有一层薄薄白，说明胃气恢复，胃口很好，消化和吸收功能正常，就可以停药。

空谷幽兰　问：

李医生，我两个月前检查出霉菌性阴道炎，前两天用了一种凝胶的药物后全身发热无力，后腰酸痛，同房后还出血。是不是这药有副作用？是什么原因？怎么治疗？急！

答：不知道凝胶是什么成分，是药物刺激阴道内黏膜引起充血水肿，同房后才会出血，对这种凝胶类药物过敏，才会发热，无力，应立即停用此药。霉菌性阴道炎可以用达克宁栓剂外用。如果您觉得西药栓剂的副作用大，也可以用中成药皮肤康洗液，也是妇科类专用洗液。如果有外阴瘙痒，还可以直接用洗液原液外涂，能很快止痒杀虫。

jilinshanshui2008　问：

李医生，您好，看了您写的《李军红说新妇科千金方》中的玉容散，里面的石膏是生石膏还是熟石膏呢？丁香是白丁香吗？还有我看现在可以网购药品了，在您那里可以网购玉容散吗？其实想美容的人很多，自己去弄那么多的粉也不简单呀，大多数药店也不给打粉呀，要是你们能网上卖这些粉就好了。试了您书中写的玉颜膏，真的很好用，谢谢您。

答：玉容散是清代《医宗金鉴》的古方，是中医老祖宗留下来鲜为人知的美容方，我没有私藏，也没有想拿去申请专利发大财，只有这样才能充分体现它的价值。

里面的石膏是生石膏，丁香是白丁香。现在可以在网上自购打粉机，可以买 80 目以上的筛子反复把药粉过到更细，这样效果才会最好。

另外需要告诉您的是，外敷的时间不要过长，一般不超过 30 分钟，因为时间太长了易导致皮肤过敏。

用户 3703997141　问：

李医生，你好！我今年 34 岁，孩子 8 岁了，痛经有十多年了（且经期不准，总是推迟），很多次都痛得受不了。也没怎么看过医生，顶多喝点热的红糖水，但喝过后还是很痛。以前每次月经来时量很少，淡红色，到最后一两天都会出现较大的瘀血块，才不痛；近两年看过一中医，开点中药，断断续续吃过几次中成药，痛经也没怎么见好。近来，虽然痛，但颜色慢慢变红，量也多了，还是有瘀血块出现，腰部一圈冰凉冰凉的，用热水袋敷也不怎么管用。有时例假时躺在床上不怎么动稍好些。我这是气血不足还是什么？求助，万分感谢！

答：着凉依旧是女性痛经的主要因素，血遇寒则凝，凝成块就会不通，不通就需要子宫强烈收缩，血块才能排出，收缩的过程就是痛经。化瘀是首要任务，化完瘀再暖宫，你的身体就会康复。

桂枝茯苓胶囊化瘀，它可以用于各种胞宫内的“结症”，功效是活血、化瘀、消癥，专门治疗痛经、子宫肌瘤甚至卵巢囊肿。这种药需要饭后吃，一次吃 3 粒，一天吃三次，每个月经周期前的 15 天开始吃，坚持两个月经周期，月经期停药。

两个治疗周后，痛经消失，改服艾附暖宫丸驱逐胞宫内的寒气，在解决你的腰部一圈凉的同时，能增加月经量。吃完 20 天后，下个月经期就不会再后错。

幸福小窝　问：

李医生您好，我现在是产后两个月了，得了月子病。月子里热就光着上身睡觉，第二天整个后背感觉风凉飕飕地进入，脚后跟也疼。出了月子发汗，拔罐，没几天又扇风扇了，穿短裤了，现在脚后跟、膝盖、肩膀、后背、胳膊肘、手腕关节都疼，怕风，怕凉。出汗还比较多，越出汗越受凉，艾灸几天了，后背好点又受凉，吃了几服中药也没效果。我还需要再拔罐吗？ 35 摄氏度的夏天穿长袖长裤，否则关节处疼，但热又会再出汗，再受凉，晚上盖毛毯。李医生，我该怎么调理？急求，谢谢李医生！

答：你这个时候拔罐的效果不好，因为拔罐只是局部，不可能涉及全身多个部位。产后体虚，贼风入侵，先是怕冷、怕凉，后关节僵硬，屈伸不利，最后关节疼痛。首先你要注意保暖，病要早治，这种情况越久了病越难治。可以用养血荣筋丸。

养血荣筋丸是蜜丸，每丸 9 克，每次吃一丸，一天吃两次，饭后半小时吃，连服 10 天。里面有多种祛湿、活血、伸筋的药，扶正祛邪，对筋骨疼痛、肢体和关节不利，尤为有效。

阿 b 仔　问：

李医生，您好。我做了无痛人流已经两个多星期了，现在还有一点呈深色的流出来，医生说还没有干净，但我觉得已经这么长时间了。我想请教您一下，我应该吃什么可以快点好啊？

答：有没有流干净做个 B 超就能确定，一般情况下都两个星期了还有状况，这是不对的。如果 B 超显示，里面真的还有没有清理完的胚胎内组织，那就很麻烦，要赶紧去清宫。时间拖得越长越危险，子宫内膜会越来越薄，再次清宫的时候易引起子宫穿孔，到那时候麻烦就大了。你现在马上要做的就是先去做 B 超探个究竟。

baby_younaizi　问：

李医生，我前年查出宫颈糜烂二度，因为还没有生过孩子，所以一直没有进行西医治疗，本身也比较抗拒西医的治疗方法。结婚有半年了，没有避孕，当时去医院看，医生说不影响生育的，但到现在都没怀上。不知道是不是这个因素？希望李医生能给我点治疗意见，万分感谢。

答：二度的宫颈糜烂是可以用中医的方法治好的，中药只是个辅助作用，宫颈黏膜强大的修复能力也不能小视。可用皮肤康洗液原液兑 5 倍的水冲洗阴道，隔天一次，用 7 次为一个治疗周。这期间禁止性生活。这样就可以治愈你的二度宫颈糜烂。

没有怀孕只能说明精子和卵子没有相遇。做个B超检查下输卵管，如没有闭塞或不通，能正常排卵就没有问题。这个时间可以吃中药丸助你们一臂之力。

女方可以吃调经促孕丸，男方吃五子衍宗丸，在排卵期吃效果会更好。听这个名字我就不再烦琐说这些药的功效和用法，自己看看说明书，相信你们会如愿。

晟哲妈080525　问：

李大夫，您好，我今年31岁，阴虚内热，爱上火，脾虚，湿热体质，黄白带多，黏稠。自从2008年生完孩子，每年做妇检都不是太好。2001年宫颈糜烂3度，在我们中医院做了利普刀手术，手术后恢复得也不是太好，月经也不正常，还腰疼。今天又做了妇检，结果是宫颈糜烂轻度，白带支原体、衣原体呈阴性，要做细菌培养，3天出结果。整个上午在医院忙得不可开交，交费化验反复四五次，花了400多，忙了一上午也没个结果，回到家等结果，让外用保妇康栓，以前也用过。在您微博上看到，不要常用栓剂，这次就没用。真后悔去了医院，还不如在家看您的书收获多。像您这样的好中医我们这里的中医院怎么就没有一个呢？

答：如果早认识我，我不会让你用利普刀治宫颈糜烂，即使是3度的宫颈糜烂也可以保守治疗，完全可以治愈。你可以适当用保妇康栓，里面的主要成分是莪术油，对宫颈病效果很好。治疗期一定要禁止性生活，给宫颈黏膜一个修整恢复的时间。

按西医治疗支原体需要吃阿奇霉素，而且至少要吃15天以上。阿奇霉素的副作用很大，可能会引起胃痛、呕吐，这是西医的治疗方案。如果弃西医用中药的方法治疗也可以。你需先吃清热地黄丸两盒，再吃乌鸡白凤丸两盒，你的带下病就会正常。

清热地黄丸是清体内的火，功效凉血，两盒后带下就不会再黄，但黏稠和量多还没有得到改善；乌鸡白凤丸是专治带下病，可以帮你最终解决你带下的问题。

悠悠草　问：

李医生，您好！我今年 33 岁。从去年开始我的月经量变少了，以前是从第三天开始基本没有，到第七天彻底干净；现在月经在第二天就没什么了，后面几天都是褐色的，一点血，拖到第六天或第七天才干净。

舌苔：舌质总体是粉红，舌苔薄白，中间有微黄，舌边有齿痕，舌体有点肥大。

检查：抽血查过性激素六项，正常。子宫内膜薄。

其他：月经来之前容易便秘，腹胀。平常容易嗓子痛（有咽喉炎），用眼多了会眼屎多，视物不清，气力不是很足，脸色是红黄的（没生孩子前是白里透红，现在肤色偏暗，脸上也不润了）。

请您帮我分析下原因：为什么月经少而拖？是哪个地方出了问题，脾还是肠胃？应吃什么中成药还是用您书中的哪个药方？谢谢！

答：月经量少、子宫内膜薄，这都是因为激素水平不正常，但你检查的结果恰恰是正常的，这就很矛盾。如果我是这个西医大夫，也一定会把你推去中医，因为只有中医才能化解这种矛盾。

量少是血亏，但你眼屎多，视物不清是上火，所以说补气血的药你还不能吃，因为一吃就会上火。你先吃加味逍遥丸，这个药不会上火，还有舒肝清热的功能，还可以健脾调养气血，治疗月经不调。可以连吃三盒，月经就会调至正常。

后期如果还觉得没有完全恢复，你可以吃点紫河车胶囊或紫河车片，每次吃三粒，一天两次，每个月经周期中间的十几天吃药，连服两个月经周期，你的激素水平和气血就会调好。

小小睫　问：

您好，我是看到您写的《李军红说新妇科千金方》才找到您的。我是一位多囊卵巢综合征的患者，今年 25 岁，人较瘦，食欲不是特别好。去年 10 月份检查六项激素，说促卵泡和促黄体不好，但是，对休息、饮食各方面注意后，再检测激素显示正常。每天都测基础体温，基本成双相，只是基础体温较低，在 36.3～36.5 摄氏度，排卵后的体温大概在 36.8～36.7 摄氏度。今年 4 月，再次出现不正常月经（量少黑，且体温没有双相），又测激素，显示促卵泡促黄体不正常，且睾酮较高 67（正常范围为不超过 70）。且嘴角、鼻翼这些地方发痘，此起彼伏。我在这边看中医，说我肝火旺。本人脾气较为暴躁，爱生气。4 月 10 日，开始喝中药调理，感觉效果不佳，仍长痘，且白带较少，偶尔来时呈胶状。虽然 5 月有来月经，体温却一直不成双相，定是没排卵的假性月经吧。现在 6 月，我看现在的状况似乎仍会不排卵来月经。怎么办？请帮帮我。

答：脾气较为暴躁、爱生气是你患多囊卵巢综合征的主要因素，情绪影响你的激素水平，激素水平决定你是否排卵和来月经。西医也只能是通过口服短效避孕药来降低卵巢和肾上腺产生的雄性激素，再就是口服地塞米松激素类药。我想你也不想用这种药，你也知道地塞米松会给你的身体带来什么样的副作用，免疫力差、肥胖、骨质疏松你哪一样都不愿意受纳。

要学会控制自己的脾气，同时要杜绝辛辣的食物，一定要注意休息。你感到口苦、肋胀，脾气大的时候可以吃疏肝丸调理，平时享受一下茶艺给自己带来的宁静。如果还没结婚，还应早点了去人生大事，有很多女性结婚后这些病全好了。

空谷幽兰　问：

李医生，我白带多，阴道炎。妇检分泌物清洁度 3 度，霉菌孢子未见阴性，滴虫未见，病唾液酸酶阴性。医生给我开以下药物：奥硝唑胶囊，妇炎净胶囊，红核妇洁洗液，特比萘芬 YIN 道泡腾片。我不知道这些药物副作用大不大，暂时也没用。还请李医生帮我看下，我想尽可能用中成药副作用小的。谢谢！

还有我好像有假性湿疣（就是长的有小肉粒，没什么症状），医生检查说不知道是什么，给我开了复多粘菌素 B 软膏。想请问这药有没有用，如果没用的话要用什么药好？

答：检查都是阴性，没有霉菌，为什么还要吃治霉菌的药？还要开这么多的药，实在难以让人理解，只有利益的驱使，才会让这个医生丧失医德。这就是大刀猛药，刀磨得快点，病人的钱就花得多。

不能这样用药，也根本就没有这个必要。如果带下不正常，有味，可以适当吃点中成药，可以吃复方清带散，效果就很好。阴道炎方面，平时不要过分地干净，更不要用太多栓剂，没有溃疡和糜烂就更谈不上用栓剂。

多粘菌素 B 软膏是皮肤科常用的外用药，假性湿疣不需要用。如果有红肿，可以适当用，无妨。

lianpeng 问：

李医生，您好！我今年 35 岁，有四次来月经不正常了，去医院检查，吃的乌鸡白凤片，可是前三次每次来的时候都要吃益母草。前几天做的 B 超排除了子宫肌瘤，大夫给开了两盒活血化瘀的药。今天是来月经的第二天，第一天只来一点点，今天喝了益母草都没有，怎么回事呢？麻烦问您一下怎么办才好？

答：如果月经暗紫色，舌体发青，大便偏干或不通，腰酸冷痛，这种情况下是有瘀血停滞胞宫，可以吃活血化瘀的药。

如果血色素低，有贫血，心慌气短，失眠，伴有大便不成形，手脚凉，这是气血虚，需要吃些补益类药调补月经。可以吃人参养荣丸，连服一个月，吃药期间不能吃辛辣刺激性食物，不能喝酒，少熬夜。

尼采人　问：

李大夫，你好。我每个月月经很准时，就是这次月经推迟了10天才来，月经褐色，经前腹痛伴便秘，还有晚上盗汗严重，水舌。我对照了您的《李军红说新妇科千金方》，发现很类似您说的寒，可是我手脚不冰，反而发热，让我难以判断，对症下药。请问怎么办？另外，因为现在单一病症的人很少了，大多都是伴随各种症状，我殷切盼望李大夫能出一本关于综合病症的书，为广大书友带来福音。

答：月经褐色，伴腹痛，先是有瘀，有则不通，水舌看上去有“水汽”，也是寒凝而瘀象。只有阴虚内热的人才会盗汗，才会手足心热。你的阴虚是肝肾阴虚，肾阴虚肾阳也会不足，肾主管大便是否通畅，虚和大便干都是由此得来。

治你这种情况也是先通瘀，后滋阴清热。这两种病不能兼顾，也没有一种药同时治两种病。

血府逐瘀口服液，吃两盒，腹痛，月经色都转至正常。知柏地黄丸连吃三盒，你就不会再盗汗，手足心热也会减轻或消失。谢谢您的关注，我会努力。

3295045453　问：

你好，李医生，《李军红说新妇科千金方》里的那个洗白带多的方子我能用吗？白带多都好几年了，是那种白米糊样的，很多，但不用护垫，流出来不多，有很大的腥味，底裤有时会有一点黄。还有一直都是月经不调，几个月都不来一次，来了也两天多就完了。舌胖大，有齿痕。冬天手脚冰凉，比一般人都怕冷，脸色暗黄。我吃了一段时间补血气的中药，四物加茯苓、杜仲，对月经是有点效，但易上火。舌苔有时白厚，但有时看又有点黄，特别是晚上感觉舌头很涩、很干。尿微黄，大便时干、时黏，有时不成形。还有咽炎，痰不多，就早上起来时有一点，有时咳出来有点血丝，一喝凉茶经期又几个月没见了。好像是寒又像是热的我自己都搞蒙了，麻烦你帮我看看吧！我看了好几个中医了都没看好。

答：一看你的留言就知道你不爱看西医，因为这里面没有一句西医的名词。像你病这么久的人，一般都会习惯去医院做个B超，最起码也要化验个白带常规。其实你的问题并不大，只是我不明白你竟然看了几个中医都没有治好，你这种情况吃中成丸就可以解决。

白带黏像米糊样，说明湿气重，真正体内有湿的人，手脚会冰凉，怕冷，脸色暗黄，看起来一点也不阳光。治好你这种病得从白带上入手，你可以吃最普通、最常见治带下的药，乌鸡白凤丸，要连吃四五盒，吃大蜜丸，效果会更好。

吃药至白带正常后，如果还易上火，咽干，舌苔黄厚，尿黄，甚至咳嗽有痰，如果有咽炎，可以吃两盒养阴清肺丸，就能解决你肺上的这点“小火苗”。

薇薇冰　问：

李医生，你好，我以前有慢性盆腔炎，你让我吃些桂枝茯苓胶囊，感觉好些了，后来药停了。但最近感觉腰有点疼，还有点凉，肚子也有点胀胀的、坠坠的，就是不太舒服。不知道现在还要不要吃那个药，要吃多久啊？我是不是要做B超看看，再吃药？谢谢！

答：这个时候就不需要再吃桂枝茯苓胶囊了，不需要做B超。你可以吃点八珍益母丸，补一补气血，调一调月经，要连续吃三盒这样的水丸，虚补上来，腰和肚子也就舒服了。

妈咪乔治　问：

李老师，您好！有个问题想请教您。四年前我生过一个孩子，现在想生第二胎，就是怀不上。生完我儿子后，情况就越来越不好。

大概情况是这样的：月经少，第一天腰酸，前两天正常，后几天基本没有了。走了又来，总是不干净，一点点，但颜色总是褐色的。后来吃了几天六味地黄丸，不尿频了，不长痘了。月经也不拖那么长时间了，4 天就结束了。但上厕所有时候还有一点点褐色的东西。阴虚，湿热体质。怕上火，白带一直不好。李医生，我该怎么调理才能再怀个孩子呢？焦急！谢谢您！

答：腰酸有两种情况：一种是早晨起床时明显减轻，这种休息后减轻的腰酸是腰肌劳损；另一种是睡完觉醒来，腰酸加重，甚至起床都费劲，需要慢慢起来活动后才会减轻，这是肾阳虚，这种情况可以吃补肾的药。

肾阳虚的女性性冷淡，月经大多都会错后。你可以先吃金匮肾气丸补肾阳，需要吃两盒大蜜丸。后期再吃五子衍宗丸补肾精再强肾阳，每个排卵期吃一瓶，这是水丸，一次 6 克，一盒也就吃四五天。也许你的愿望就在不远处等着你。